SHODENSHA
SHINSHO

医療事故

知っておきたい実情と問題点

押田茂實

祥伝社新書

はじめに

一期一会《いちごいちえ》や運命の出会いの不思議さに感動しています。

昭和四十三年に東北大学医学部法医学教室に入局して、医療事故の研究をライフワークにしていた赤石英《あかいしすぐる》教授に御指導を受けてから早くも三五年以上が経過しようとしています。赤石先生にお会いしなければ、法医学の教授にならず、臨床医になっていたことでしょう。

先生と二人三脚で、医療事故の現状分析と予防対策を研究しようとして、最も頻度の多い注射事故に関して論文を書き、それがキッカケで注射による筋肉拘縮《こうしゅくしょう》症の原因究明にかかわり、二〇年にわたる不思議な厚生省との縁が続くことになってしまいました。

日大教授になってしばらく経過して、たまたま仙台で開催された、朝日セミナーの講演を依頼されたところ、大好評で、それが次の大きな縁となり、医療事故防止ビデオを十三巻作成でき、解説書「実例に学ぶ医療事故」も大好評でありました。

私は、医師免許は持っているものの、医学部の講義よりも法学部やロースクールの講義時間のほうが、はるかに多いという不思議な医師になっています。週末には全国の病院や看護協会などの講演に走り回って、現場の医療事故の防止対策と安全対策に協力してきました。

一九九九年の患者取り違え事件や消毒剤注射事件をキッカケとする、医療事故をめぐる社会と医療界の大きな変化は目を見張るようなものでした。しかし、医療事故に関する医師・看護師などの判断、一般の方々が医療事故に抱いている誤った意識に接するたびに、なんとかしなければと思い、精一杯がんばってきたつもりです。

やっと法医学に関する一般書の『死人に口あり』を上梓し、一段落と思っていたところに、今回の出版の話が舞い込んできました。少し疲れも見えたので、何回も行きつ戻りつしましたが、結局押し切られて発刊することとなってしまいました。本書では、最も痛感していることを吐露することを第一として、一般の読者が聞きたいことに関して答えるという形式をとることになりました。

日本大学法医学の教授になって二〇年という節目にこの本が出版されます。

今回の出版に関しては、三年間雑誌で最近の判例に関する連載を共著で掲載している勝又《かつまた》純俊《すみとし》先生や日大法医学教室の皆様に、資料の整理などの絶大な協力をいただきました。

また、途切れがちな原稿を厳しく催促したフレッシュ・アップ・スタジオのスタッフ、そして祥伝社の編集者の助言がなければ、本書は日の目を見ることはなかったでしょう。

「忙しいときほど新しい世界が広がる」という言葉を信じて誕生した本書が、たくさんの方々に読んでいただければ、これに優る幸せはないと思っています。

平成十七年三月

日大のシンボル桜の開花を待ちながら

押田茂實

医療事故――知っておきたい実情と問題点　目次

第二章　具体的な医療事故　51

輸血拒否 63

与薬による医療事故 69

第五章　病院の医療事故対策 193

編集協力●フレッシュ・アップ・スタジオ

第一章

医療事故とは何か

医療の特徴

医療行為を合法的に行なうには、次の三つの条件が必要である。

①免許を有する資格者が治療目的で行なうこと

②患者がその医療行為を承諾していること

③医療行為が現在の医療水準に達していること

以上の三条件のうち一つでも欠けると、業務上過失傷害罪などで罰せられる可能性がある。

【「医療事故」と「医療過誤」は違うのでしょうか】

医療事故は、医療に関連して生じた事故全般のことを言います。ところが、医療事故イコール医療過誤ではありません。医療過誤とは、過失によって生じた医療事故のみを指します。

そもそも、医療は場合によって「重大な危険」をともなう専門的な行為でもあるのです。だから、医療事故は医療のあらゆる場面において、発生する可能性があるということを理解することが大切です。

そして、医療事故が発生した場合、患者あるいは家族や遺族が医療関係者にクレームをつけたり、損害賠償を求めたりすると「医療紛争」に発展します。そして、患者側が裁判を起こすと「医療裁判」となるのです。

【医療事故について、どのように考えたらいいですか】

医療というのは、病気を持った人に、場合によると大きな手術をしたり、危険性のある薬を使うこともある専門的な行為です。

つまり、もともと病気を持っている人に手を加えるということですから、結果的には病気のために具合が悪くなる患者さんも多いですし、実際には予想外の結果が生じる場合もあります。

医療事故というのは、通常の病気の推移によって生じた症状だけではなく、思いがけない事故も含まれています。そういう点では、一般の患者さんが医療事故と思ったとしても、専門家が検討すると、その病気によっていろいろな症状が当然起こってくる場合もあり得るわけです。

この病気はその後どのように変化していくか、そして場合によると死亡する可能性があるのかどうかという説明を、入院したときに医師や医療従事者から十分説明を受けておく必要があります。

実際には、突然起こった事故を、一般の人は医療事故というふうに思い、場合によっては医療側の過失があるのではないかと思うわけです。しかし、私ども専門家がこれを調査したりあるいは遺体を解剖して検査をしますと、中には突然に起こった事故のように見えても、その病気で起こった症状や、あるいは全然別な病気が発症した場合もあり得るのです。

たとえば、薬を飲んだ直後に、全身状態が悪くなって死亡したケースを、医療事故あるいは医療に対して、何らかの過失があったのではないかとの疑いで解剖してみたところ、その患者に急激な心筋梗塞が起こっていたり、あるいは脳出血で死亡していたというケースもあるのです。

医療事故のようにみえても、その中味をみると、病気のためにこれを予防することができない不可抗力の事故と、医療に関して過失があって生じた医療過誤がありますし、その間には灰色の広い分野が広がっているということです。

つまり、一般の人からみて医療側に責任があると疑われた場合でも、その中味を詳しく検討してみないと、その過失があったのかどうかということを決めかねるケースも、広い分野としてあるのです。

【医療事故について、詳しく検討するということは……】

現在、刑法で問題になるようなケースについては、二四時間以内に警察に届け出て、司法解剖を行なったり、専門家である医学会の人たちに詳細に検討してもらう。あるいは、場合によっては専門家が鑑定するということになっています。

一般的な損害賠償に関する民事事件についても、法律の専門家である裁判官が最終的な判決を出すことになりますが、法律の専門家は医学の専門家ではないので、それを補うために医学の専門家に鑑定を依頼したり、学会のしかるべき委員会に、その検討をお願いするということが現在進行中です。

【医療事故の死亡者数は交通事故の死亡者数を上回っていますか】

アメリカで医療過誤の頻度について、興味深い報告書が出ています。一九九九年に発表された全米科学アカデミーの報告書で、翌年には『To Err is Human』（ナショナル・アカデミー・プレス刊）という本になって出版されました。日本では『人は誰でも間違える』という題名になっています。

この本のデータでは、エイズで死亡している人は一万七〇〇〇人、交通事故で死亡している人は四万三〇〇〇人と見込まれています。

薬の処方間違い、機械操作の誤り、医師の診断ミスや看護師の措置ミスなど、病院の中での医療のエラーでの死亡者数は、交通事故の死亡者に近い四万四〇〇〇人から、その倍の九万八〇〇〇人という予想外の数となっています。その経済的な損失は二九〇億ドルに上るといわれているそうです。

日本では、交通事故による死亡者は、一年間に一万人前後とされています。つまり、交通事故死亡者数と同等と推定すれば、毎年一万人前後の人が医療過誤で亡くなっているということになります。一日当たり約三〇人の死者が出ているということです。

【医療事故の発生数はどれくらいあるのでしょうか】

総務省が民間の病院や国立病院など、全国の二一七の医療機関を対象にして、手術ミスなどの医療事故がどのくらい報告されているかを調査しています。その結果、二〇〇一年度(平成十三)の一年間だけで、一五万六〇〇〇件あったとされています。

事故後、一年たたないで同じような事故を起こしてしまった、あるいは患者を死亡させたり、重い障害が残ったものだけ、報告しているとした病院もありました。

これまで、日本で医療紛争がどのくらい発生しているかという、確実なデータはありません。私が調べたところでは、日本ではおおよそ次のような割合ではないかと、推測しています。

一〇〇件の医療紛争が発生したとすると、被害を受けた患者が文句を言うだけ言って終わりというのが約三〇パーセント、若干のお見舞金をもらって終わるのが約四〇パーセント、大金の示談金が支払われ、弁護士を介して書類が作られているところまで進展するのが約二〇パーセントと推測されます。

これら約九〇パーセントは水面下で処理されているように思われます。残りの一〇パーセントである一〇例が、医療に関する裁判として、提起されていると推測されます。そのうちでも、取り下

医療紛争の行方（数字は%、推定）

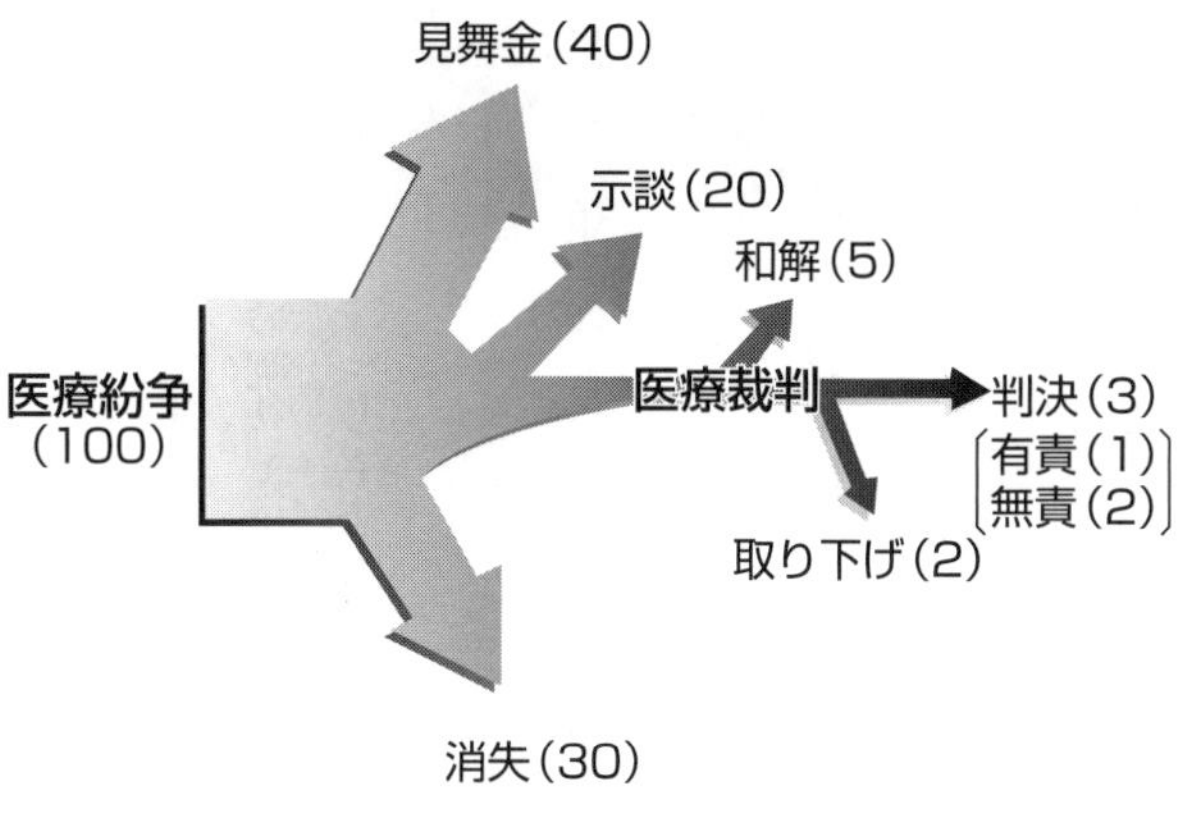

げられたものが一〜二例、和解するものが半数の五例、残りの三例が医療に関する判決までたどりつくと思われます。

この三例が裁判で判決までたどりついたとしても、現実には医療側が賠償金を払わないでよいとする無責が二、損害賠償金支払が認められる有責が一例くらいの割合ではないでしょうか。したがって、医療紛争の一〇パーセントが医療裁判に持ち込まれ、医療紛争の一パーセントが、医療裁判の判決による患者側の勝訴ということになります。

一方で、一年間に医療訴訟が提起されたケースは約一〇〇〇件という数字もあります。私の推定から考えると、日本ではその一〇倍の約一万件ぐらいが、重大な結果を残す医療紛争が起こっているのではないかと推測できます。

そのようなことを考えると、総務省発表の一五万六〇〇〇件の医療事故、あるいは医療紛争が約一万件あるという推測の、どれが本当の日本の現状であるのか、早急に調査する必要があるでしょう。

【医療関係訴訟の数はどのような傾向にありますか】

近年、医療に対する国民意識の変化とともに医療関係訴訟の数は、急激に増加してきています。

最高裁判所事務総局民事局調べでは、医療関係訴訟の新受件数は、二〇〇三年（平成十五）で九八七件（一九九三年（平成五）には四四二件）となっています。なお、数値は、地方裁判所および簡易裁判所からの報告に基づいての概数です。

日本医師会総合政策研究機構――第一回医療に関する国民意識調査（二〇〇二年度）」によると、医療関係訴訟が増加してきている理由として、医師は「患者意識の変化」（七三・五パーセント）、「患者と医師との信頼関係の低下」（六三・五パーセント）を、国民は「医師や医療機関の対応の悪さ」（四五・九パーセント）、「患者と医師との信頼関係の低下」（三七・八パーセント）をあげています。

また、（株）ＵＦＪ総合研究所「生活と健康リスクに関する意識調査」（厚生労働省委託二〇〇四年）によりますと、医療機関や医師等に対し不安を感じることが「よくある」は十五・六パーセント、「時々ある」は五七・七パーセントと、七割を超える人が医療に不安を感じています。医療に対する国民の意識が変化するとともに、医療機関におけるリスクを国民が認識するようになっていることがうかがえます。

【医療紛争が起こったときに、患者側が勝てる見込みはどれくらいでしょうか】

日本のマスコミでは、判決で勝ったとか負けたとかを言っていますが、そこに一番の思い違いがあります。実際に患者側が医療裁判の判決で勝つケースは三分の一程度です。そのことを取り上げて、医療訴訟を起こしても勝てないとすることは、一部を見て全体を見ていないことになります。

前述したように、実際には患者側が若干のお見舞い金を受け取っている人が約四〇パーセント、大金の示談金が支払われたものが約二〇パーセントあります。和解して損害金を受け取っている五パーセントに、一審で損害賠償金支払いを認められた一パーセントを加えた六六パーセント、つまり医療に関する紛争の三分の二は、何らかの金銭を受け取っているということです。しかし、裁判で勝てる確率は、一〇〇の紛争のうちで一しかないということです。

【医療紛争になると、患者側は一パーセントしか判決で勝っていないのでしょうか】

医療に関するいろんなトラブルがあって、裁判に持ち込まれるのは、おそらく医療紛争全体の一〇パーセント程度と思われます。医療裁判で、患者側へ損害賠償金を支払えという判決が得られるのは、一〇件の中の一件しかないというのが日本の現状です。

医療裁判

一般市民にとって、裁判はあまりにも非日常的なことである。ましてや法廷で専門用語が飛び交う医療裁判となると、なおさら非日常的な光景に映るだろう。さて、一体医療裁判は何から始まり、何で終わるのだろうか。

医療裁判の流れ

①　訴状を裁判所に提出
「請求の趣旨」と「請求の原因」を明記した訴状を裁判所に提出する。

②　相手方が答弁書を提出
相手方（被告）が訴状を検討し、原告側の主張した内容を認めるか認めないか、原告の言い分が正しいかどうかを書いて提出する。

③　双方が準備書面を提出
原告・被告双方は、訴状や答弁書に双方が肉付けをし、お互いの主張を記した準備書面

を提出して争点を明確にする。双方の言い分が一致している点については証拠調べをしない。

④ 証拠調べ

医師、看護師、付き添っていた家族、患者本人などが法廷で証言し、カルテ等の診療上作成された書類、医学の教科書や文献等も調べて、事実がどうであったのか医学的な裏付けが可能かどうか明らかにする。人証調べと反対尋問。

⑤ 鑑定

カルテや証言を専門家に見てもらい、医師や看護師のどこに過誤があったのかどうかを鑑定してもらう。

⑥ 和解

裁判所が間に入って「和解」が成立した場合、裁判は終了する。

⑦ 判決

原告・被告双方が主張し合い、提出された証拠をすべて調べ終わってから、数カ月後に判決が言い渡される。

⑧ 控訴

不服の申し立ては、一四日以内に控訴しなければならない。

【裁判ではどのような経緯をたどりますか】

医療側に損害賠償金を支払えという判決が出た場合には、医療側では一所懸命、誠心誠意の治療をしているということから、控訴になる確率が高いのです。

一審判決で損害賠償金を支払えとされ、高等裁判所に控訴した一〇〇例について追跡調査して見ますと、一審では患者側が勝ったが、高等裁判所では判決がひっくり返って負けたケースが半分で、五分五分になっています。

また、一審で医療側が勝訴した判決でも、患者側が控訴した結果、約四〇パーセントは逆転して損害賠償金を支払えということになっているのです。

一般の民事裁判では、原告側が損害賠償金を支払えという判決を得ているのは約八五パーセントで、控訴審でもくつがえることは少ないのです。ところが、日本の医療裁判では一審の判決がそのままになっていないのです。このことが、日本の医療裁判がおかしいと言われる理由なのです。

【最高裁判所まで持ち込まれる医療裁判はどうなるのでしょうか】

ここ数年の特徴として、一審では医療側に賠償金を支払わなくてよいという判決が出て、控訴審でも払わないという判決が出たにもかかわらず、最高裁判所では審理が十分でないとして高等裁判所に差し戻すという、つまり患者側に賠償金請求が認められるケースが数件見られます。

一審、二審で同じ判決が出たからといって、最高裁判所でもそのままで決定されるものではないのです。これが日本の医療裁判の特徴なのです。

これまで述べたケースは、民事裁判の損害賠償についてでしたが、刑事裁判では違った特徴があります。刑事裁判では強制捜査もして、実際に医療従事者に責任があるかどうかを検討しているので、言ってみれば、真っ黒のようなケースが刑事責任を問われているのです。そして検察官に起訴されるということになるのです。

刑事事件全体では起訴されて有罪になる確率は九九％強あります。ところが医療に関する刑事裁判の場合には、無罪になるケースもあり、実際に著者が集計した限りでは、医療側が無罪になったケースが一二パーセントもあるのです。これも、医療が特殊な分野だとされる一つの証拠でもあるのです。

【医療行為はどのような契約に基づいているのでしょうか】

医療行為と、一般の家を建てるとか、物を買うということと、どこが違うのでしょうか。たとえば、一軒の家を建てる場合には、どういう材料を使って建てるかを契約し、完成してそれを引き渡すことは請負契約とされます。しかし、医療行為の場合には、買い物をするときに、商品が気に入って買うというものとは明らかに違っており、準委任契約とされています。

【準委任契約とは、どんな特徴があるのでしょうか】

医療でいわれている準委任契約とは、患者を治すとか、このように治療するという契約ではありません。つまり、いろいろな病気やケガをしている人が、保険証を病院の事務に提出し、事務員が診療録（カルテ）を作成した瞬間に契約は成立するとされています。

その契約の内容としては「もし検査やいろいろな診断をして、診断がつくならそれをつけましょう。診断した結果、治療法があるなら、その治療をしましょう」ということであって、「患者を治して社会に完全復帰させる」とか、「ケガを元どおり治しましょう」というような請負契約ではないということが基本です。

　患者は病気を治して欲しいと願うのですが、神ならぬ身の医師にとっても、医療行為の結果がどうなるかははっきりとは分からないのです。このことを誤解している人が多いのですが、これから医療事故について考えるには、この医療という契約の特殊性を知っておくべきです。

　つまり、もともと病気を持っているとか、ケガをしているという人に、病気はこれからどうなるとか、治るようなケガであるのかということについて、それを診断して治療法があるなら治療を試みるという契約であるということに、気をつける必要があります。


【日本では、患者はどんなふうに亡くなっているのでしょうか】


　最近の日本では、子どもが少ししか生まれず、老人が多くなっているのが特徴で、少子高齢化社会を迎えているといわれています。そうした中で、乳幼児の死亡する確率は減少していますが、老人が増えているということは、成人病で亡くなる人が増えており、これからもっと増えるだろうと予想されています。

　日本では年間に約一〇〇万人の人が亡くなっていますが、死亡原因ではガンが最も多く、約三五万人が亡くなっています。次に多いのが心臓病で約一五万人、そして脳の病気で約一四万人が亡くなっているのです。つまり、この三つの病気で亡くなる人は約六五万人にも達しているのです。

日本で最高の治療を受け、最高の手術を受けたとしても、これほど多くの人が病気で死亡しているということを、理解しておく必要があります。

また、交通事故で年間に一万人くらいの人が亡くなり、自殺で三万数千人の人が亡くなるわけです。そう考えると、どんな治療をしても、どんな上手な手術を受けてもガンや心臓病や脳の病気で亡くなる人が予想以上に多くいます。

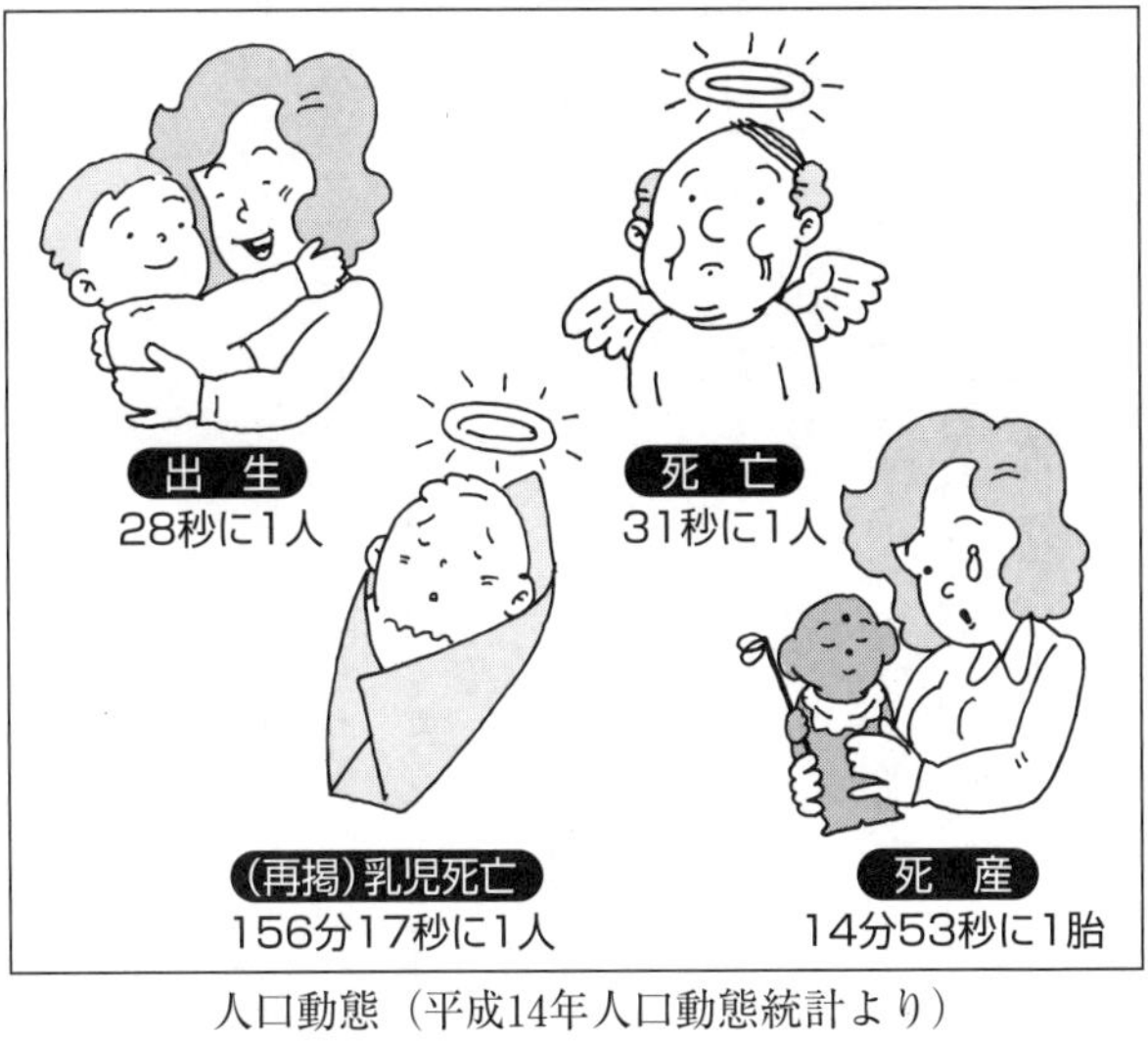

人口動態（平成14年人口動態統計より）

今後はもっと多くの人が、そうした病気で亡くなる確率は高くなるのです。

【日本の医療の特徴とは、どのようなものですか】

日本の医療体制が世界の中で、どういう特徴があるかということを考える必要があります。ある国では住所によってかかることができる医師が、登録された医師に限られているということもあります。日本の場合には、どの医師にかかることも、どの病院にかかることも本人の希望次第なのです。

日本のように健康保険制度が整備されている国は、世界の中でも少ないのです。健康保険によって毎月の医療費支払いの個人負担は数万円に抑えられ、それ以外は健康保険から支払われるという制度を有する国は、世界でも限られています。

一日入院しただけで二〇〇万円もの費用を必要とする国もあります。お金がなく保険に入っていないという人には、保険ではない医療しか受けられないという国が多いのです。

また、現在の日本で行なわれている制度では、手術の経験が豊富な医師も、医師になりたての医師が手術をした場合でも、同じ医療費であるということは世界では少なく、珍しい国だと気付かねばなりません。

医療というのは、もともとの病気を治す、あるいは診断して治す方法があればチャレンジするということです。新聞やTVの報道では、多くの場合は治療でうまく効果が出るとされていますが、すべての患者がそうなるということではないということに注意しなければならないでしょう。

【医師のほかに、医療従事者には、どのような職種の人がいるのでしょうか】

現在、日本には医療関係の法律は二七あり、三三の資格があるとされています。医師以外にも看護師や薬剤師だけでなく、臨床検査技師、理学療法士、臨床工学士のように多くの職種があります。

病院には医療事務の専門家もいますし、まだ国家資格になっていませんが臨床心理士として多くの人も働いています。

医療行為の中で、特に重要な患者を診察して診断する、手術をすることを決める、あるいは治療方針を決定するのは医師が中心になって行なっています。診療の補助者として看護師や助産師があり、薬の専門家として薬剤師もいます。また、理学療法の専門家や、話すことが不自由な患者に対して補助する専門家など、多くの職種の医療従事者が協力しあって、総合的なチーム医療が成り立っているのです。

【医療側の損害賠償支払責任者は誰になるのでしょうか】

医療行為は医師と看護師などの医療従事者との共同で行なっていることが多いのですが、免許を有している専門家には、個別の責任追及が行なわれることもあります。

看護行為のみが独立した行為として医療事故になる場合もありますが、実際の民事訴訟では、看護師個人の責任のみが追及されることはまれであり、医療機関全体の問題として責任が問われることが多いのです。

医療機関が患者と診療契約を結んだとして、また、医師、看護師などの医療従事者の使用者として、医療機関の開設者（たとえば、県立病院では知事を代表者とする県、私立大学付属病院では理事長を代表者とする法人）の責任が問われることになります。

医師・看護師の定員が充足されてくると、第三項の求償権の行使が注目されてきます。

民法第715条「使用者の責任」

或事業ノ為メニ他人ヲ使用スル者ハ被用者カ其事業ノ執行ニ付キ第三者ニ加ヘタル損害ヲ

賠償スル責ニ任ス但使用者カ被用者ノ選任及ヒ其事業ノ監督ニ付キ相当ノ注意ヲ為シタルトキ又ハ相当ノ注意ヲ為スモ損害カ生スヘカリシトキハ此限ニ在ラス

②　使用者ニ代ハリテ事業ヲ監督スル者モ亦前項ノ責ニ任ス

③　前二項ノ規定ハ使用者又ハ監督者ヨリ被用者ニ対スル求償権ノ行使ヲ妨ケス

医療事故と法的責任

【医療過誤が発生した場合には、どのような「責任の有無」が問われるのですか】

それに関する法律は次の通りです。

①　民事責任の有無

民法第709条「不法行為責任」、同第415条「債務不履行責任」などによる損害賠償請求の可否。

民法第709条「不法行為の一般的要件・効果」

故意又ハ過失ニ因リテ他人ノ権利ヲ侵害シタル者ハ之ニ因リテ生シタル損害ヲ賠償スル責ニ任ス

民法第415条「債務不履行《ふりこう》による損害賠償の要件」
債務者カ其債務ノ本旨《ほんし》ニ従ヒタル履行ヲ為サザルトキハ債権者ハ其損害ノ賠償ヲ請求スルコトヲ得債務者ノ責ニ帰《き》スヘキ事由ニ因リテ履行ヲ為スコト能《かな》ハサルニ至リタルトキ亦同シ

② 刑事責任の有無

刑法第211条「業務上過失致死傷罪」による五年以下の懲役・禁固または五〇万円以下の罰金

刑法第211条「業務上過失致死傷等」業務上必要な注意を怠り、よって人を死傷させた者は、五年以下の懲役若しくは禁固又は五〇万円以下の罰金に処する。重大な過失により人を死傷させた者も、同様とする。

③ 行政処分の有無

［医師法（平成十三年六月九日、法律87）］

第3条「免許の絶対的欠格事由」
未成年者、成年被後見人又は被輔佐人には、免許を与えない。
第4条「免許の相対的欠格事由」
次の各号のいずれかに該当する者には、免許を与えないことがある。
一　心身の障害により医師の業務を適正に行うことができない者として厚生労働省令で定めるもの
二　麻薬、大麻又はあへんの中毒者
三　罰金以上の刑に処せられた者
四　前号に該当する者を除くほか、医事に関し犯罪又は不正の行為のあった者
第7条「免許の取消、業務停止及び再免許」
医師が、第3条に該当するときは、厚生大臣は、その免許を取り消す。
2　医師が第4条各号のいずれかに該当し、又は医師としての品位を損するような行為のあったときは、厚生労働大臣は、その免許を取り消し、又は期間を定めて医業の停止を命ずることができる。
3　前項の規定による取消処分を受けた者であっても、その者がその取消しの理由となっ

た事項に該当しなくなったとき、その他その後の事情により再び免許を与えるのが適当であると認められるに至ったときは、再免許を与えることができる。この場合においては、第6条第1項及び第2項の規定を準用する。

4 厚生労働大臣は、前3項に規定する処分をなすに当たっては、あらかじめ、医道審議会の意見を聴かなければならない。

〔保健師助産師看護師法（平成十三年十二月十二日、法律153）〕

第9条「欠格事由」次の各号のいずれかに該当する者には、前2条の規定による免許（以下「免許」という）を与えないことがある。

一 罰金以上の刑に処せられた者

二 前号に該当する者を除くほか、保健師、助産師、看護師又は准看護師の業務に関し犯罪又は不正の行為があった者

三 心身の障害により保健師、助産師、看護師又は准看護師の業務を適正に行なうことができない者として厚生労働省令で定めるもの

四 麻薬、大麻又はあへんの中毒者

第14条「免許の取消等」

保健師、助産師若しくは看護師が第9条各号のいずれかに該当するに至ったとき、又は保健師、助産師若しくは看護師としての品位を損するような行為のあったときは、厚生労働大臣は、その免許を取り消し、又は期間を定めてその業務の停止を命ずることができる。

2　准看護師が第9条各号のいずれかに該当するに至ったとき、又は准看護師としての品位を損するような行為のあったときは、都道府県知事は、その免許を取り消し、又は期間を定めてその業務の停止を命ずることができる。

3　前2項の規定による取消処分を受けた者であっても、その者がその取消しの理由となった事項に該当しなくなったとき、その他その後の事情により再び免許を与えるのが適当であると認められるに至ったときは、再免許を与えることができる。この場合においては、第12の規定を準用する。

【医療事故が発生したら、どう考えてゆくべきでしょうか】

医療事故が発生した場合、次の三段階に分けて考えてゆく必要があるでしょう。

第一段階は「過失の有無」です。

医療側が危険を認識予見すべき義務、つまり予見義務と、悪い結果を回避すべき義務を尽くしたかどうか、ということが問題になります。

第二段階は「因果関係の有無」です。

一般的に民事事件では、「相当因果関係」の有無が判断されます。刑事事件になると、因果関係の有無が一〇〇パーセント近く問われることとなるでしょう。

そして第三段階は「損害発生の有無」です。

死亡とか障害などの損害発生の有無、あるいは治療費、交通費などがどのくらいかかったかが問題になります。

以上の三段階の中でもっとも重要なことが、「因果関係の有無」ではないでしょうか。つまり「灰色」の場合、刑事事件では無罪となるのが普通です。ところが、民事事件では、損害を賠償する可能性が少なくありません。

医療に関する裁判では、自然科学的な因果関係ではなく、高度の蓋然性を有する相当因果関係を立証すれば足りるということになっているからです。

いずれにしても、医療行為というのは、決して医師だけの単独行為ではありません。看護師や薬剤師などの医療従事者との共同行為となるのがほとんどです。それぞれの免許を持っている多勢の専門家が、「チーム医療」に参加するわけです。だから、個々の業種による責任分担が問題となることが少なくありません。

損害賠償

医療事故などの民事紛争では、「死亡した人の生命を返せ！」と言われても、神ならぬ医療関係者には不可能で、損害賠償で応えるしかありえない。

【損害賠償請求の時効はあるのでしょうか】

医療事故で被《こうむ》った損害を請求する根拠は、不法行為責任（民法七〇九、七一五など）と債務不履行責任（民法四一五）の二つです。

不法行為責任の場合、民法七二四条で、「不法行為に因《よ》る損害賠償の請求権は被害者又はその法定代理人が損害及び加害者を知りたる時より三年間之《これ》を行なわざるときは時効《じこう》に因りて消滅す」「不法行為の時より二〇年経過したるとき亦同じ」となっています。

債務不履行責任では一〇年で時効になります。

第二章　具体的な医療事故

輸血による医療事故

輸血は、日常的に行なわれている医療行為である。ところが、輸血によって生じる医療事故は生命にかかわる問題であるので、輸血をする際には、常に細心の注意を払う必要がある。

◆違った型の血液を輸血する◆

某公立病院の手術室に、三人の看護師が、右大腿骨を骨折した老婦人の患者を運んできた。腰椎麻酔で接合手術を受けることになったのである。

手術は順調に進行していたが、突然に患者が「う〜ん」とうめき始めたのである。血圧は九〇—五〇、出血量は五〇〇ミリリットルを超えていた。

しばらく迷っていた執刀医であったが、輸血することを決断した。

そして、濃厚赤血球の2単位のうち1単位を用意するよう看護師Aに指示した。彼女は手術室から退室し、血液を保管している部屋に向かい、冷蔵庫から「輸血用血液」を取り出して手術室に戻った看護師Aは、「輸血伝票、ここに置くわね」と看護師Bに声をかけた。

だが、忙しそうにモニターで血圧をチェックしていた看護師Bは気づかなかったのである。看護師Aが輸血パックをつなぎ、パックの管から輸血の血液が患者の体内に流れ込んだ。

すると——

「先生……！」

患者が苦しそうに声を振り絞り、苦悶の表情を浮かべていた。血圧は九〇—六〇、出血量はもっと増えた。執刀医はさらに輸血することにし、看護師Aに濃厚赤血球の1単位追加を指示した。

看護師Aが再び冷蔵庫を開けたとき、重大なミスに気づいた。患者の血液型はO型なのに、間違えてA型の血液パックを輸血していたのである。その後、懸命な処置が施されたが、患者は四日後に肺出血のため死亡した。

司法解剖が行なわれ、異型輸血が明らかにされた。不適合輸血が生んだ悲劇である。

【輸血事故にはどのようなものがありますか】

輸血療法は血液型の発見される以前から試みられていました。ランドシュタイナーが一九〇一年に、良く知られているABO式血液型を発見して以来、理論的な裏付けもされて広く治療に用いられるようになりました。

現在では血液銀行の発達により、保存血輸血が安全に行なわれるようになり、さらに全血輸血だけでなく、成分輸血（血小板、血液凝固因子）も用いられるようになりました。

輸血に関する民事判決としては、輸血梅毒事件、採血ミス、不適合輸血、輸血手配遅れ、などが見られます。刑事事件関係では、不適合輸血、輸血・輸液の際に二連球使用による空気栓塞死がみられます。

【輸血に関する法的な規制にはどのようなものがありますか】

輸血に関する法的な規制としては、「輸血に関し医師又は歯科医師の準拠すべき基準」（昭和二十七年厚生省告示）がありましたが、新たな「輸血療法の適正化に関するガイドライン」（平成元年九月十九日、健政発第502号）が制定され、前述の基準は廃止されました。その後さらに改訂され、「血液製剤の使用指針」および「輸血療法の実施に関する指針」（厚生省医薬安全局長通知:医薬発第715号、平成十一年六月十日）が策定されました。

【輸血療法の基本となる考え方は……】

輸血療法を実施する主な目的は、血液中の赤血球などの細胞成分や凝固因子などの蛋白質成分が、量的に減少または機能的に低下したときに、その成分を補充することです。

輸血ではなく薬剤の投与をすれば治療が可能なときには、輸血は出来るだけ避けるようにします。手術のときにも輸血に頼るだけでなく、輸血の量を削減できるような薬剤の使用を考えることもあります。

次に、輸血をしたときの危険性と治療による効果とを比較して、輸血療法を実施するかどうかを考えるべきです。輸血療法には一定のリスクがあるので、そのリスクと効果を考慮することが大切です。


【輸血を実施する場合に、医療関係者が患者やその家族などにすることは……】


患者または家族などの方々がわかる言葉で、輸血療法の必要性、使用する血液製剤と使用量、輸血にともなって発生するかも知れないリスクなどを説明をして同意を得ることです。

また、輸血後に注意することや、自己血輸血の選択肢について十分に説明して、同意を得たうえで同意書を作成します。そして一部は患者側に渡し、他の一部は診療録に添付しておきます。

また、輸血治療が行なわれたときには、輸血が適正になされたことを示すために、輸血の必要性と輸血量を決めた根拠を診療録に記載します。

【輸血にはどのような種類がありますか】

成分輸血、自己輸血、血液製剤を使用する、などがあります。

成分輸血は輸血に使用するすべての血液を用いるのではなく血液成分を使うのです。血液には限りがあるため有効に使うために行なうのです。また、目的以外の成分による副作用や合併症を防ぐこと、循環器系への負担を最小限にするためです。

自己血輸血は現在では最も安全な輸血方法であると考えられています。手術の実施日までに時間のある患者には積極的に進めることが望まれています。

血液製剤の使用とは、新鮮凍結血漿、赤血球濃厚液、アルブミン製剤および血小板濃厚液の適正な使用方法については血液製剤の使用指針に沿って行なわれることが推奨されています。

【輸血をするときにはどのような検査がありますか】

不適合輸血を防ぐために次のような検査をします。

①　ＡＢＯ血液型の検査
ＡＢＯ血液型の検査には、抗Ａ・抗Ｂ試薬を用いて患者血球のＡ・Ｂ抗原の有無を調べるオモテ検査、既知のＡ・Ｂ血球を用いて患者血清中の抗Ａ・抗Ｂ抗体の有無を調べるウラ検査を行なわなければなりません。
②　Rho(D)抗原の検査、
抗Ｄ試薬を用いてRho(D)抗原の有無を検査します。
③　不規則抗体スクリーニング検査、
間接抗グロブリン試験を含む不規則抗体のスクリーニング検査を行ないます。不規則抗体が検出された場合には同定試験を行ないます。

【オモテ試験とウラ試験とがあるそうですが、それはどんなことですか】

オモテ試験というのは、患者の血液を採って、その赤血球と抗血清を検査し、赤血球の型を検査することです。ウラ試験というのは、患者の血清について、Ａ型とかＢ型とか型が分かっている赤血球と反応するかどうか見ることをいいます。

耳から少量を採血するようなことでは、検査結果に間違いが起こります。献血のように注射器で血液を採り、試験管に入れて上澄みの血清と下の方にある赤血球を分け、それぞれを検査するのです。

【交差試験とは、どういうものでしょうか】

交差試験とは、たとえば患者がA型とわかっていても、実際に献血された血液とは、副作用が出ない血液かどうかわからないので、患者から試験管に採血した一部を、これから輸血する血液の血清に反応させて主試験をします。

あるいは輸血血液の赤血球と患者の血液の血清を調べるというように、交差して調べることから交差試験といいます。輸血する場合には、輸血事故を防ぐため交差試験は大切です。

【輸血による事故を防ぐ基本動作とは……】

輸血を始める前に、受血者の氏名、血液型、輸血製剤製造番号、交差適合試験、有効期限を確認しなければなりません。これが基本動作です。

平成十一年六月の「輸血療法の実施に関する指針」には、次のように記されています。

「事務的な過誤による血液型不適合輸血を防ぐため、輸血用血液の受け渡し時、輸血準備時及び輸血実施時に、それぞれ患者名、血液型、血液製造番号、有効期限、交差適合試験の検査結果などについて、交差適合試験票の記載事項と輸血用血液バッグの本体及び添付伝票を照合し、該当患者に適合しているものであることを確認する」

五二頁の輸血事故が起きた第一の原因は、患者の氏名、血液型などを確認しなかったこと。そして、第二の原因として、輸血の前に二人以上で輸血伝票の読み合わせをしなかったこと。この二つが重なって、患者を死亡させてしまいました。輸血による医療事故を防ぐには、ダブルチェックは欠かせません。

◆同姓患者の血液型を間違えて死亡させる◆

二〇〇三年（平成十五）十二月、千葉県のある病院で、輸血の血液型を間違える医療ミスで、九二歳の女性患者が死亡したと発表した。

骨折の手術を受けていた女性の血圧が低下したため、輸血したところ、呼吸不全などに陥って死亡した。死亡した女性の血液型はO型なのに、輸血されたのはA型であった。血液型を調べるサンプル採血をする際に、看護師が誤って同姓の別の男性患者から採血していたのである。

◆神奈川県の病院で患者を取り違えて輸血◆

二〇〇四年（平成十六）二月、神奈川県の病院で、入院中の女性患者に輸血する予定の血液を、同室に入院していた同姓の別の患者に輸血していたことが発覚した。看護師が名字しか確認しなかったことが、事故につながったというものである。

【同姓の患者を間違える事故は多いのでしょうか】

よくあるケースです。「輸血療法の実施に関する指針」には、「同姓同名あるいは非常によく似た氏名の患者が同じ日に輸血を必要とすることがある。患者の認識（ＩＤ）番号、生年月日、年齢などによる、個人の識別を日常的に心がけておく必要がある」と記されています。

いうまでもないことですが、輸血にあたって、患者の姓だけでなく名前を最後まで確認することは大切です。

◆鹿児島県立病院の輸血ミスで担当医ら四人書類送検◆

二〇〇四年（平成十六）九月二十二日、鹿児島県名瀬《なぜ》署は、業務上過失致死の疑いで、県立病院の当時の担当医師ら四人を、鹿児島地検名瀬支部に書類送検した。
調べによると、県立病院で二〇〇〇年十一月十九日、くも膜下出血で緊急入院していた男性患者（血液型O型）に、同じ集中治療室（ＩＣＵ）に入っていた、別の患者用の血液（B型）を誤って輸血したものである。異型血液の輸血によって、男性は翌朝死亡している。

【具体的には、どんな輸血事故があるのでしょうか】

輸血にかかわる医療事故の原因はさまざまですが、その多くは初歩的なミスから発生しているのです。技術的ミスと事務的ミスの二つに大別されます。
技術的なミスとしては、血液型の検査方法のミス、擬集反応・溶血反応などの判定ミス、そして表試験・裏試験の不一致などがあります。一方、事務的なミスには、交差試験用の血液検体の取り違え、検査結果ラベルの貼り間違え、あるいは輸血時の血液の取り間違えなどが挙げられます。

【不適合輸血はどうしておこるのですか】

管理上の過誤により生じます。事務的な過誤による血液型不適合輸血を防ぐためには輸血用血液の受け渡し時、輸血準備時および輸血実施時にそれぞれ患者名、血液型、血液製造番号、有効期限、交差適合試験の検査結果などについて照合し、チェック項目の各項目を二人で声を出し合って読み合わせをしその旨《むね》を記録します。交差適合試験表の記載事項と輸血用血液バッグの本体および添付伝票とを照合し、該当患者に適合しているものであることを確認します。

麻酔時など患者本人による確認ができない場合には、当該患者に相違ないことの確認が必要です。まれに同姓同名あるいは非常によく似た氏名の患者が、同じ日に輸血をすることがあるので、患者の認識（ＩＤ）番号、生年月日、年齢などによる個人の識別を日常的に心がけておく必要があります。

不適合輸血では過誤の事実の証明が可能ですので、医療関係者の過失を認定される場合が多いのです。現在では少量の出血では輸血をしないので、大量出血のために死亡したのか、不適合輸血のために死亡したのかという因果関係の争いもあります。したがって、不適合輸血事故と死亡との因果関係はそれほど単純に認定されるとは限らず、剖検《ぼうけん》されて充分検査されていない場合には明確にしにくい場合もあります。

◆輸血でB型肝炎ウイルスなど八〇例が感染か……◆

二〇〇四年（平成十六）八月十日の、厚生労働省のまとめでは、同年四月から八月初旬までの約四カ月間に、輸血をしたことでB型肝炎ウイルス（ＨＢＶ）などに感染した疑いがあるとの報告があり、全国の医療機関から八〇例あったことがわかった。その内訳は、ＨＢＶが四一例、Ｃ型肝炎ウイルスが二七例、その他のウイルスや細菌などが一二例である。

輸血拒否

一九八五年六月に、交通事故に遭った小学生に、輸血しようとしたら親が輸血拒否をし、死亡するという事件があった。そのことがきっかけとなって、輸血拒否患者をどのように取り扱うかということが大問題になってきた。

【輸血拒否事件の対応は……】

日本大学付属病院の場合では、いろいろな病院から患者が送られてくる病院でもあり、新生児の輸血拒否問題が発生したことで、一九八八年には倫理委員会で最初の原則が作られました。

この原則では「患者へ輸血に関する内容について理解できるように説明する。説明しても拒否する患者には、患者が他の病院に転送できる状態であれば転送する」とし、これは診療の拒否には当たらないと判断しています。

また、患者に意識がないとか、小さな子どもの場合には「救命のため、また重度の後遺症の恐れのために、複数の医師が輸血を必要と判断した場合には、輸血を施行することがある」と理事会で決定し、これを原則にしています。

その後、いろいろな大学や大病院で、成人が文書ではっきりと輸血拒否をしているという場合には、それにしたがうことを原則としました。詳細な検討をして、都立病院では一九九四年に輸血拒否患者に対する統一見解を出しました。

◆「エホバの証人」信者の輸血拒否◆

聖書の教えを忠実に守っているといわれている「エホバの証人」の信者たちは、輸血治療を拒否する。

一九九二年（平成四）、ある病院で悪性の肝臓血管腫と診断された、女性患者のGさん（当時六三歳）は信者の一人である。輸血なしで手術は不可能と病院から告げられたGさんは、無輸血手術の可能性があると判断し、東京大学医科学研究所附属病院（医科研）に転院した。

手術は同年九月十七日に行なわれ、腫瘍が認められた肝臓の一部と右腎臓が切除された。

手術中、約二二四五ミリリットルの出血量があったので、医師らは、濃厚赤血球六〇〇ミリリットルと新鮮凍結血漿六〇〇ミリリットルをを輸血した。

輸血の事実は、Gさんとその家族に知らされなかった。

ところが十月になって、この事実がマスコミに漏れ、週刊誌記者が医科研に取材を申し込んだ。医科研は十一月になって、ようやく輸血の事実をGさんらに告げた。

Gさんは翌一九九三年（平成五）、輸血されたことを、債務不履行および不法行為として、一二〇〇万円の損害賠償を請求する民事訴訟を国と医師らに対して起こした。


【「エホバの証人」輸血拒否裁判はその後どうなったのでしょう】

一審判決は一九九七年（平成九）三月に東京地裁であったのですが、Gさんの請求が棄却されました。
①無輸血特約は公序良俗に反する
②救命義務があり、輸血は違法ではない

③輸血は社会的に正当な行為

というのが主な判決理由でした。

Gさんは、すぐに東京高裁に控訴しています。が、この年の八月に亡くなられたので、遺族が訴訟を引き継ぎました。

東京高裁は一九九八年（平成十）二月九日、原告の訴えを一部容認し、慰謝料と弁護士費用計五五万円の支払いを命じる判決を下しています。遺族と国・医師の双方が判決に不服として、最高裁に上告しました。そして、二〇〇〇年（平成十二）二月二十九日、上告が棄却されて裁判は結審しました。

【第一審判決の要点は……】

第一審判決についてもう少し詳しく検討してみましょう。

①契約責任について

「医師が患者との間でいかなる事態になっても輸血をしないとの特約を合意することは、

イ　医療が患者の治療を目的とし、救命することを第一の目標とすること

ロ　人の命は崇高であること

ハ　医師は可能な限り救命措置をとる義務があることに反し、公序良俗に反するから無効である」。

②不法行為責任について

「医師らは、患者の意思にしたがうかのように振る舞って、患者が本件手術を拒否する機会を失わせ、患者が自己の信条に基づいて本件手術を受けるか否かを決定することを妨げた」としたが、「医師は手術の内容、危険性、予後等についての説明義務を負うが、いかなる事態でも輸血をしないかどうかの点についての説明義務は負わず、医師は他に救命方法がない事態では輸血義務があるので、輸血以外に方法がない事態になったら輸血すると説明しなかったことに違法性はない」として、患者の請求を棄却しました。

【控訴審ではどう変わったのですか】

控訴審での判決の主な争点は次の通りです。

①契約責任について

当事者の合意には「輸血以外に救命手段がない事態になっても輸血はしない」とする絶対的無輸血の合意と「できる限り輸血をしないこととするが、輸血以外に救命手段がない事態になった場合には輸血する」という相対的無輸血の合意の二つがあるとして、本件では口頭による絶対的無輸血を求める旨の意思表示は認められるものの、文章上はその意思が明確でないとして、絶対的無輸血の合意の成立を否定しました。

そのうえで、念のため絶対的無輸血の合意の効力についての見解を述べるとして「当裁判所は、当事者双方が熟慮したうえで右合意が成立している場合には、これを公序良俗に反して無効とする必要はないと考える。すなわち、人が信念に基づいて生命を賭けても守るべき価値を認め、その信念に従って行動することは、それが他者の権利や公共の利益ないし秩序を侵害しない限り、違法となるものではない」と判決しました。

②不法行為について

医師らが相対的無輸血の治療方針を採用していながら患者にこの治療方針の説明をしなかった点について「本件のような手術を行うについては、患者の同意が必要であり、医師がその同意を得るについては、患者がその判断をするうえで必要な情報を開示して患者に説明すべきである」

「この同意は、各個人が有する自己の人生のあり方（ライフスタイル）は自らが決定することができるという自己決定権に由来するものである」

「人はいずれは死すべきものであり、その死に至るまでの生きざまは自ら決定できるといわなければならない（たとえば、いわゆる尊厳死を選択する自由は認められるべきである）」

「医師は、エホバの証人患者に対して輸血が予測される手術をするに先立ち、同患者が判断の能力を有する成人であるときには、輸血拒否の意思の具体的内容を確認するとともに、医師の無輸血についての治療方針を説明することが必要である」

として、医師らの説明義務を認定して、国と医師らに五五万円（うち慰謝料五〇万円、弁護士費用五万円）の支払を命じました。損害額を五五万円とした根拠に「患者が侵害されたものは純粋に精神的なものであること」を挙げています。

与薬による医療事故

医療行為の中で、もっとも重要な部分を占めているのが与薬である。処方された薬剤が正確に患者に与薬され、しかるべき薬効が期待されるが……。

与薬による医療事故も、頻繁に発生しているのが現状である。

【与薬の方法と特徴は……】

薬を患者に与薬する方法としては、大きく三つに分けられます。

一つめは口から薬を飲む経口《けいこう》の方法です。

口から飲んだ薬は胃や腸で吸収されて、だいたい二〇分〜三〇分後ぐらいに薬の効き目があらわれます。そしてその後、徐々に薬の効果は消えていくことになります。最近では座薬も使われています。

二つめは注射による方法です。

この方法は確実にその薬の量を患者さんに与薬することができますが、そこにはいくつかの危険があります。筋肉内注射や皮下注射の場合には、一度注射してしまいますと、その薬を取り除けないという心配があります。

注射の方法には、それ以外にも静脈注射もあります。この方法では、点滴をしますとゆっくりと薬を患者さんの体の中に入れることができ、もしそこで何か不都合なことが起これば、そこで薬を止めることができます。

三つめとして、中心静脈栄養法という方法が現在使われています。

この方法は、心臓のところまで管を持っていって、特殊な薬などを効率よく効かせるために行なわれていますし、日常茶飯的に行なわれています。しかし、この方法では心臓の中まで管が入っているので、その管のために血栓ができるとか、あるいは効き目が急速に作用し過ぎるというような欠点もあります。

それ以外にも最近では、腸の中まで高栄養の薬剤、あるいは食べ物や栄養物を入れて、そして口から食べられなくなっても身体を維持するような方法も開発されています。

したがって、薬を与薬するといっても、その利点と欠点を考えて医療従事者はどの方法を使うかということを決めているのです。

【どんなときに与薬ミスが起こるのでしょうか】

可能性が高い場面は、三つあります。

一つ目は、医師が指示を書くときです。二つ目は、指示に基づいて薬剤を準備するとき。そして三つ目が、準備された薬剤を患者に与薬するときです。

◆リドカインの投与ミスで死亡◆

二〇〇三年（平成十五）十月、静岡県浜松《はままつ》市の病院で、男性患者（当時六六歳）が、適正

量を超える抗不整脈剤の、リドカインを投与されて死亡した。

この医療事故で、浜松中央署は二〇〇四年（平成十六）六月十八日、循環器科の医師と看護師の二人を、業務上過失致死容疑で静岡地検浜松支部に書類送検した。

◆大学病院でも同じ事故◆

二〇〇四年（平成十六）四月六日午後一〇時半頃、神奈川県の大学病院に、末期がんで入院していた女性患者が、不整脈が出るなど容体が悪化した。

担当医が当直の研修医に「リドカイン、五〇ミリグラム」を静脈注射するよう指示した。そして、同十一時五分頃、研修医がリドカインを静脈注射したところ、約三分後に患者は心停止し、翌七日の午前零時四六分に死亡した。

【リドカインの事故が多発しているのはなぜ】

まず浜松市の病院の事故ですが、救急外来に運び込まれてきた患者に、不整脈の症状が見られたので、不整脈を抑えるリドカインを投与しようとしました。リドカインには、点滴用の「キシロカイン」（濃度一〇パーセント）と静脈注射用の「リドクイック」（濃度二パーセント）の二種類がありました。

医師は看護師に与薬を指示するとき、誤って高濃度の点滴用薬剤を指示してしまったのです。このとき看護師は疑問を持ったそうですが、そのまま静脈に注射してしまったわけです。適正使用量の約一〇倍も与薬し、約一時間後に患者はリドカイン中毒で死亡しました。同病院は事故後、外来病棟からキシロカインを撤去したそうです。

大学病院の与薬ミスでは、若い男性研修医がリドカインの点滴用と静脈注射用の違いを十分に知らずに与薬していた、と病院側が明らかにしました。

同病院のマニュアルによると、薬剤の処方には担当医の確認が必要でしたが、担当医はチェックをしなかったようです。

【なぜ、一般外来や病棟から、キシロカイン高濃度製剤が撤去されたのでしょうか】

高濃度のキシロカインを一度に静脈注射すると、患者が死亡する確率が非常に高いことがわかっています。それにもかかわらず、日本全国でキシロカインの二パーセントのものと間違えて一〇パーセントの高濃度の製剤を一度に静脈注射するということによる事故が多発したために、日本病院薬剤師会や日本病院機能評価機構が緊急通知を出し、心臓外科専門医認定機構もキシロカイン高濃度製剤は一般の外来、あるいは病棟から撤去することを緊急通告しました。

つまり、不整脈が起こったときには、二%の低濃度のキシロカインで不整脈を抑え、一〇パーセントの高濃度キシロカインは点滴で用いるので、それを薬剤部に改めて申請をして、間違いのない与薬方法で患者に点滴で用いるということを再確認したうえで、使用することにしようという方式です。

現在では、一般病棟あるいは、一般外来で高濃度のキシロカイン製剤を置いてあって、誤ってこれを一度に静脈注射するという事故で患者が死亡した場合には、刑事責任を追及されることもやむを得ないという時代になりました。

【他にもそのように危険な製剤はあるのですか】

キシロカイン高濃度製剤以外にも、一度に静脈注射すると死亡する注射剤としてはカリウム製剤があげられます。一般の病院でカルシウム製剤は、じんましんなどの場合に用いられることもありますが、ドクターからの指示がカルシウム製剤であるのに、看護師が誤ってカリウム製剤を注射し、患者が死亡したケースもあります。したがって、このカリウム製剤も一般の外来や病棟からは、撤去することが望ましいという勧告が出されているのです。

◆元准看護師に禁固一〇カ月、医療事故で京都地裁判決◆

二〇〇一年一月京都府の病院にじんましん治療に訪れた女児（当時六歳）に対して、医師（七二歳）から塩化カルシウムの注射を指示されたが、誤って塩化カリウムを注射してしまった。

直後に心停止に陥り、重度障害が残った医療事故で、業務上過失傷害罪に問われた准看護師（六四歳）に対する京都地裁の判決があった。裁判長は「薬の確認という最も基本的な注意義務を怠り、六歳の児童にまったく体が動かせず、話もできない深刻な後遺症を生じさせた。一生に及ぼした影響は計り知れない」として禁固一〇カ月（求刑禁固一年六月）の実刑判決を言い渡した。

この事故で、同病院は注射した薬が「塩化カルシウム」と発表していたが、京都府警の捜査で塩化カリウムの誤注射と判明している。

◆麻酔薬と静脈注射用の止血剤とを間違う◆

ある病院で、男性患者（当時二二歳）と女性患者（当時一五歳）が、虫垂炎《ちゅうすいえん》の手術を受けようとしていた。医師が、手術前の腰椎麻酔《ようついますい》をかけるため、麻酔薬の「ネオペルカミンＳ」を準備するよう看護師に指示した。ところが、看護師は間違って静脈注射用の止血剤「トランサミンＳ」を医師に手渡してしまった。

注射器を受け取った医師が、男性患者に注射した。

しかし、手術の予定時刻になっても、麻酔が効いてこないので、医師は局所麻酔で手術を行ない、虫垂の摘出手術は一五分程度で終わった。

次に、看護師が女性患者を運んできた。同じように腰椎麻酔をしたが、再び麻酔が効かない。こうして、女性患者も局所麻酔で手術することになった。その後、二人の患者は痙攣《けいれん》を起こして死亡した。

【よく似た容器と薬剤名も事故の原因でしょうか】

「ネオペルカミンＳ」と「トランサミンＳ」のアンプルの容量が似ていたこと、また、二つとも「…ミンＳ」という表示も似ていたことが、間違いを誘ったようです。ラベルをちゃんと確認しなかったことで、悲劇が起きてしまいました。

ある病院では、風邪薬として解熱鎮痛剤《げねつちんつうざい》の「スルピリン」を処方したのですが、薬剤師が間違えて、催眠鎮静剤の「フェノバルビタール」を調剤し、患者が昏睡《こんすい》状態に陥るという事故が起きました。原因は、なんと容器の缶でした。同じ大きさで、デザインもよく似ていたのです。横向きにすると、ほとんど区別がつきません。

ブドウ糖の白い粉末と間違えて、結核の化学療法剤「イソニアジド」を溶かして与薬したため、患者が死亡するという事故も報告されています。これも、両方がよく似たデザインの容器で、ラベルの字だけ違っていました。基本に忠実に、ラベルに書かれている薬品名と使用期限を確認することが大切です。

薬剤そのものの区別がつかないことも、医療ミスの大きな原因です。似ている錠剤が驚くほど多いのです。薬剤そのものは、ほとんどが白い色ですが、ヒートシールに色がついています。色を識別できるのは、ふつう一〇〇種類が限度と言われています。ところが、薬剤は何千とも何

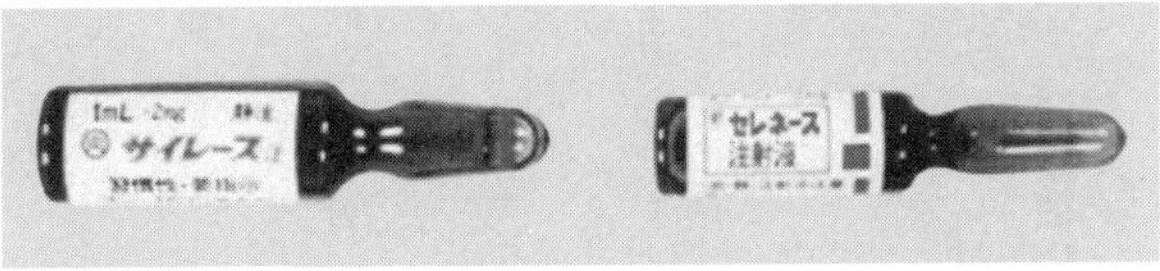

サイレースとセレネースも間違いやすい注射剤です

万種類もあると言われています。色や大きさが似ている薬を隣に並べないように、気をつけましょう。

◆医師の与薬の伝達ミス◆

二〇〇二年九月二十四日深夜、M大学付属病院で、高血圧性脳内出血で入院した男性（当時六四歳）が危篤状態に陥った。

医師Hは、この患者にインスリンを一時間当たり四単位（〇・一ミリ・リットル）与薬することにした。

同病院では、与薬は文書で指示することになっていた。しかし、医師Hは無視し「インスリンを時間4でいく」と、看護師Mに口頭で伝えた。

それが、伝達ミスをもたらすことになったのである。

看護師Mは「一時間当たり四ミリ・リットル」と思い込んだわけである。

こうして、翌二十五日未明までの間に、医師Hが指示した量の四〇倍ものインスリンが患者に投与されてしまった。誤って大量のインスリンを投与された男性は同日朝、低血糖症を起こして死亡した。

【指示書や薬名の読み違えも多いのでしょうか】

薬の取り違いでは、ある病院で、こんな事故がありました。高血圧の治療に来ていた患者さんに、医師が「エラスチーム」という薬を処方しました。ところが、薬剤師は「オイグルコン」という血糖降下剤を調剤してしまい、患者が意識不明になりました。

この事故の原因は、筆記体のアルファベットのなぐり書きで「エラスチーム」と書かれた処方箋を、薬剤師が「オイグルコン」と読み違えたからでした。ちなみに、このケースでは、四七〇〇万円を支払って患者側と和解しています。

また、「錠剤1コ」とくずして書かれてあるのを、「コ」を「2」と読み違え、一二錠与薬してしまった事例もあります。二度とこのようなミスを犯さないためには、「Tab」ときちんと書くことが大切です。

このような事故を防ぐには、医師が読みやすい書き方をすると同時に、読みにくい文字は、医師に確かめるようにすることです。不明な点や疑問を感じたら、ドクターに直接確認することです。ラベルや薬剤名をしっかり確認することも大切でしょう。

オーダリングシステムが普及した最近では、プリンターで印字されることが多くなったので、この点は改善されてきたようです。

【与薬ミスを防止するには……】

与薬による医療事故を予防する方策として、さまざまなものが考えられますが、根本となる予防対策は一つです。それは「患者に与薬するまでの過程で、三回確認する」という基本を、徹底させることに尽きるでしょう。

① 薬を取り出すとき
② 与薬の準備するとき
③ 患者に与薬するとき

以上の三点を確認する際には、必ず指示伝票と薬をつき合わせて「指示された薬は、これで間違いないか」「患者には、この薬で

日本病院薬剤師会が注意を呼びかけている類似名称医薬品
（　）内は主な対象疾患

アマリール（糖尿病）	アルマール（高血圧症）
サクシン（麻酔時の筋弛緩）	サクシゾン（急性副腎皮質機能不全）
タキソール（卵巣がん、肺がん）	タキソテール（乳がん、肺がん）
ノルバスク（高血圧症）	ノルバデックス（乳がん）
アロテック（気管支ぜんそく）	アレロック（アレルギー性鼻炎）
ウテメリン（切迫流・早産）	メテナリン（子宮収縮促進）
テオドール（気管支ぜんそく）	テグレトール（てんかんの発作）
プレドニン（急性副腎皮質機能不全）	プルゼニド（便秘症）

よいのか」を、自分自身に問いかけてチェックすべきです。

人間は、ミスを犯しやすい動物です。だから、誰でも間違える可能性があるのです。与薬による医療事故を、決して他人事とは思わず、自分の問題としてとらえ、常に基本に忠実な行動をとり、患者に正しく与薬してもらいたいものです。それが、患者の信頼を得ることにもつながってゆくのです。

◆病院薬剤師会、がん専門薬剤師認定へ◆

全国の病院に勤務する薬剤師でつくる「日本病院薬剤師会」は二〇〇四年（平成十六）六月、抗がん剤の投与ミスを防ごうと、ガン専門の薬剤師認定制度を二〇〇五年度からスタートさせることを決めた。

◆後発医薬品の名前を統一◆

厚生労働省は二〇〇四年（平成十六）七月、よく似た品名の医薬品を医療スタッフが取り違えて患者に与薬する医療ミスに対応するため、特許切れの新薬と同じ成分を使って、開発メーカー以外の複数のメーカーが作る「後発医薬品」に関して、今後申請される品名を薬の

「正式名称」で統一することを決めた。

具体例として、医薬品の名称について、メーカーがつけた「ブランド名」と「顆粒」「錠剤」といったような薬剤の形状、「一〇ミリグラム」などの含量で構成するのであるが、同じ成分で作る後発医薬品は自由な名称を認めず、(1)正式名称（一般名）(2)形状　(3)含量　とし、末尾にメーカー名を添えることとした。

トロンビン与薬間違い事件

止血剤のトロンビンが原因の医療事故が全国各地の医療機関で続発している。トロンビン与薬ミス事件では民事責任はもとより、刑事責任、行政責任が厳しく追及されかねない。

◆トロンビン事件の一例◆

一九九六年(平成八）七月、某県立病院で五四歳男性患者が、「冠状動脈三枝バイパス手術」を受けた。二週間後に吐血、胃カメラ検査によりストレス性十二指腸潰瘍と判明し、直接「トロンビン」散布により止血された。その後医師より毎食後と寝る前に「トロンビン」４Ｖの指示が出された。引継ぎを受けた看護師(二四歳）が、「トロンビン」を誤って静脈内に注入し、患者はショック状態となり、その後低酸素症などのため三カ月後に死亡した。
この新設病院では、医師の指示を看護師がワークシートに書き写していた。先輩看護師は、新人看護師が間違って「4V（バイアル）」入れると困るから、「1V（バイアル）」と書き足しておいた。新人看護師はこれを、「IV（アイブイ、Intravenous Injection＝静脈注射）」と読み誤り、注射してはいけない「トロンビン」を誤って静脈内に注入したことが判明した。

【トロンビン注射事件で、医師は刑事責任を問われたのでしょうか】

実際に裁判所が下した判決は、どうだったのでしょうか。
まず刑事責任ですが、医師と看護師のどちらが責任が重いかというと、医療行為は医師が中心になって行なうので、一般的には医師のほうが重くなります。しかし、この場合には、医師の処方指示に誤りはなかったので、刑事責任は問われませんでした。また、民事責任も行政責任も問われていません。

【間違えた看護師はどんな処分を受けたのでしょうか】

トロンビンを静脈注射してしまった看護師は、二カ月の停職処分になり、裁判所からは略式命令の罰金五〇万円が言い渡されました。

民事責任に関しては、県立病院ですので使用者責任がある県が、賠償金として四六二〇万円を支払うことになりました。


【止血剤「トロンビン」は、なぜ間違われやすいのでしょうか】


頻繁《ひんぱん》に使われている止血剤の一つが「トロンビン」です。通常、生理食塩液に溶かした溶液を噴霧《ふんむ》するか、経口投与します。

過去に数社から発売されたトロンビンは、「禁・注射」「注禁」などと表示されていました。しかし、注射バイアルと同じようなバイアル瓶に入っていたので、静脈注射したいという心理が働くのではないでしょうか。

使用説明書やラベルの「本剤を注射しないこと」と注意書きが表示されているのに、注射してしまう看護師も不注意ですが、注射バイアルに類似した容器にも大きな問題がありました。

その後、製薬会社は「トロンビン」の容器に「禁・注射」の文字を目立つようにしています。これだけでは完全な事故防止対策としては不十分なため、まだ事故が続発しています。

【注射剤の条件とは……】

日本薬学会調剤技術委員会編の「調剤指針」によると五つの条件があります。

① 無菌であること
② 不溶性異物が混入していないこと
③ 発熱性物質が存在しないこと
④ 浸透圧はなるべく血清と等張であること
⑤ pHはなるべく血清のpHと近いこと

【注射は「痛いッ」……】

母親が子供にむかって「ききわけがないことを言っていると、お医者さんに注射をしてもらいますよ！」と叫んでいます。

注射は子供にとっては怖い物の代表ですが、人類にとってどんな役割を果たしてきたのでしょうか？

医療の分野で、薬剤の役割は極めて大きいものがあります。極端にいえば、薬剤の進歩なくして医療の進歩は有り得ないと言っても過言ではないでしょう。

日本では保険制度、医師、製薬会社および患者などの、複雑なからみ合いの事情のために、多くの種類の、かつ多量の薬剤が使用されています。ことに欧米諸国に比べ注射が多く使用されていたため、それに伴って注射による医療事故が少なくなかったのです。


【注射が末梢神経麻痺の原因に】


日本医師会法制委員会が、三八都道府県医師会から集めた、昭和三十七年～昭和四十五年の医療紛争一六四〇件のうち、注射による事故は五三九件（三三パーセント）で最も多く見られました。

その内訳を見ると神経麻痺（二〇六件）が第一位を占め、次いでショック（一三六件）、細菌感染（九九件）となっていました。

そこで、注射による末梢神経麻痺の原因について検討したところ、上腕外側の皮下注射や筋肉内注射によって、撓骨《とうこつ》神経麻痺が多く発生していました。また、お尻に注射をすることによって座骨神経麻痺が発生していました。

このような上腕外側の注射、あるいはお尻の、例えばグロス三角部への筋肉内注射のような注射部位は、神経に接近した危険な部位で、神経の走行部位を無視したものです。

これは医学書や看護学書、あるいは百科事典にまで指定されていたもので、これらの書物の注射指定部位に、誤りがあったことが調査ではっきりしたのです。

【論文にまとめたのでしょうか】

それらのことをまとめて、一九七二年（昭和四十七）に、『日本医事新報　二五一二号』に「注射による末梢神経損傷の実態と予防対策」と題する論文を赤石教授と共に発表しました。その論文では「注射は必要最小限にとめて、どうしても筋肉内注射を行なう場合には、より障害性の少ない部位に注射を行なうべきである」ことを強調しました。

この論文は医学分野のみならず、マスコミにも取り上げられることになりました。ことに朝日新開の日曜健康欄に『注射打つ場所にご用心――間違っていた教科書――』などとして詳しく報道されたために、全国からたくさんの手紙や葉書をいただくことになりました。

このようにして、注射による神経麻痺の原因の一つについては、明らかに注射部位が間違っているという指摘をしたのですが、それだけではこの問題は解決しないということが予想されました。なぜなら注射剤の種類によつて麻痺を起こしたり、麻痺を起こさない可能性があるということが予想されたからです。

【他にも注射による事故があったのですか】

昭和四十年代には、注射による大腿四頭筋拘縮症《こうしゅくしょう》、あるいは三角筋拘縮症の患者が急速に表面化し、その後社会問題化してきました。臨床の医師は薬の効能についてはかなり情報を与えられていましたが、注射剤の性状や組織障害性については、ほとんど知らされていなかったのです。

昭和四十七年に注射に関する論文を公表した当時から、同級生や先輩の人達にお願いして、病院で使っている注射剤をたくさん集めました。そして新入医局員として入ってきた薬学部出身の助手とともに、注射剤のpH（水素イオン指数、酸性・アルカリ性の指標）や浸透圧などについて検査を進めていったのです。

【研究はいつ発表したのですか】

それらの結果は、昭和四九年四月に開催された、日本薬学会総会（仙台）の時に、恩師の赤石英《あかいしすぐる》東北大学教授が特別講演をする際に発表されました。

すなわち、注射剤の使用説明書には、注射剤の効能などについては詳しく説明があるけれども、注射剤のpHや浸透圧比、さらには注射剤の溶血性（あるいは組織障害性）を、これらの使用説明書に明示することを提唱したのです。

その後、厚生省薬務局安全課長の通達（薬安第六二号　昭和四十九年九月十七日）によって注射剤のpHと浸透圧比を、注射剤の使用説明書に記載することになりました。

このようにして、筋肉拘縮症の発症メカニズムとしては、解熱剤や抗生物質などの組織障害性の強い注射剤を筋肉内注射することにより、筋肉内や筋肉間に変性や壊死《えし》を生じて、ある期間を経てから繊維化、瘢痕化《はんこんか》を来し、小児の成長につれて、筋肉の相対的な短縮を生じるため発症してくるものと考えられました。

【注射による筋肉拘縮症は社会問題化しましたか】

これらの結果は各新聞に報道されたり、新聞の科学欄の特集で「血液を溶かし細胞を破壊、大腿四頭筋拘縮症の原因か、危険な注射液」などのタイトルで報道されたので、このときにもたくさんの手紙や葉書を全国からいただきました。

一方、日本整形外科学会や小児科学会からも、注射を必要とする場合には、充分な配慮を

行なうことや、

① 筋肉注射に安全な部位はない
② 筋肉注射に安全な年齢はない
③ 筋肉注射の適応は通常の場合においては極めて少ない
④ 筋肉注射を必要とする時は原則として保護者または本人の納得を得てから行なう

などの要望書や提言が出されました。

全国から寄せられたたくさんの手紙の中に、我々の目をひく手紙がありました。それは著者の出身地である、埼玉県から寄せられたものでした。娘さんの足の具合がよくないが、それが注射によるものと考えられるので、相談にのって欲しいという内容の、母親からのものでした。

そこで、夏休みを利用して、著者と整形外科医の妻は、その手紙の主を訪ねたのです。その娘さんを診察してみると、かなり重症の部類に属する、注射による大腿四頭筋拘縮症ということが判明したのです。

そこで、大腿四頭筋拘縮症の治療について研究を進めていた、宮城県の西多賀《にしたが》療養所の整形外科グループに、診療をお願いしたのです。その結果、休みの期間に手術を行なうことになり、幸いにもその手術は成功したのです。
リハビリテーションにより、ほとんど正常な運動を行なうことができるようになりました。その中学生は、手術を受けた時の感動を忘れなかったようで、高校卒業後、某大学の付属看護学校に進学し、その後看護師さんとなっています。

【集団訴訟もあったのでしょうか】

山梨県や名古屋などで、多数の筋肉拘縮症をめぐる集団訴訟が進行していました。とくに、山梨県の患者二二二人と家族三六七人が、製薬会社や国に対して約八四億円を請求していた集団訴訟では、注射した医師が和解で二億七五〇〇万円を支払っています。また一審判決後、控訴している間に、製薬会社が二九億五〇〇〇万円を支払うという和解が、東京高裁で成立しました（一九八九年四月二十日）。

このようにして、注射による神経麻痺も激減し、現在では注射による筋肉拘縮症の患者も激減しています。ただし、現在においても、注射による神経麻痺が皆無になっているわけではないのです。このような注射に関する問題を赤石教授と一緒に、二人三脚で研究を始めたころには、その後二〇年間にもわたって、厚生省の専門委員会の末席に加わるようになろうとは、夢にも思いませんでした。

注射の功罪についてよく理解して、注射は必要最小限に留めて、医療の世界からこのような事故が無くなることを心より願っています。

手術による医療事故

日本では、産婦人科とともに外科・整形外科をめぐる医療紛争例が最も多く、この三科で医療紛争全体の半数以上を占めていると推定されている。

外科・整形外科領域では、交通事故に関連している医療紛争例が多い。事故発生時の診断書記載の治療見込み期間と実際の治療経過が食い違った場合に、交通事故加害者とともに共同不法行為として訴えられる可能性が高くなる。外科・整形外科をめぐる民事裁判では、約半数で損害賠償の支払いが認められている。

交通事故や転倒事故による四肢の骨折などをめぐる民事判決も多くみられ、約半数で損害賠償支払いを命じられている。

また、一歳男児が陰嚢水腫根治《いんのうすいしゅこんじ》手術後に死亡した事案では、剖検《ぼうけん》を家族が拒否したことにより、死因解明を遅延させ、紛争・提訴の一因になったとして、慰謝料が減額されている。

◆腎臓手術後完全介護◆

一九九〇年（平成二）三月、生後一〇カ月男児が、国立大学病院で検査を受けた。左腎盂《じんう》尿管移行部に先天的な狭窄《きょうさく》があり、左腎の水腎症のため左腎盂形成術を受けたが、再度狭窄していたので、内視鏡による経皮的左腎盂尿管移行部狭窄切開手術が施行された。

手術後、還流液のかなりの量が左腎盂から溢流《いつりゅう》しており、低ナトリウム血症などの合併症、脳室拡大などのため脳障害による意識障害や四肢機能廃絶となり、完全介護が必要となった。

一九九八年（平成十）三月二十三日、神戸地裁判決では患者側の損害賠償請求について、一億七四〇〇万余円の全額認容し、判決は確定した。

【インフォームド・コンセントはどのように広まってきたのですか】

インフォームド・コンセントの流れとしては、「ヒポクラテスの誓詞《せいし》」に始まり「ニュルンベルグの倫理《りんり》綱領」（一九四七年）、世界医師会の「ジュネーブ宣言」（一九四八年）、「ヘルシンキ宣言」（一九六四年）、さらにその後の修正があげられます。

日本では、一九九〇年（平成二）一月九日に、日本医師会の生命倫理懇談会が「説明と同意について」という報告書を出し、また、一九九五年（平成七）六月に、厚生省インフォームド・コンセントのあり方に関する検討会より「元気の出るインフォームド・コンセントを目指して」が報告書として公表されています。

【どんな種類の手術同意書が使われていますか】

全身麻酔をともなう大手術や、ある種の検査などの生命にかかわるような場合には、ほとんど全例で患者側に手術（検査）同意書の提出が求められています。

ところが、その書式は地域によって、医療機関によって、さまざまなものが用いられているというのが実情であり、各医療機関で用いられる手術（検査）同意書も、最近ではより患者の人権に配慮したものに変化してきました。

以前のものは、「〈手術依頼書〉このたび貴院に手術、麻酔をお願いするにあたってはあらかじめ担当医師からその内容・術後のことなどについて十分説明を受け納得しましたので、その実施を依頼いたします。なお、実施の結果および経過その他については、一切異議の申し立てはいたしません」と書かれており、その下に署名・押印する（A類型）ものとなっていました（このような同意書中の「一切異議の申し立てはいたしません」という部分は法的には無効であることが裁判で確定しています)。

その後改正された書式では、まず「説明・承諾書」となっており、医師の説明と患者の同意を同一書面上に表現するものとなっていました。そして、書式の上半分に医師が説明した内容を記入し、下半分には患者の同意を表す文面が印刷され、病名や術式のみを書いて、署名・押印するようになっていました(B類型)。

一方、病名や術式のみを書いているのは同じであるが、目的と方法について、予想される不利益や緊急時の処置に関する同意などについての項目を羅列して、その下方にまとめて空欄があり、同意を得るという形式の説明・承諾書もあります(C類型)。

日本大学医学部付属板橋《いたばし》病院では、一九八九年(平成元)の「医薬品の臨床試験の実施に関する基準について(GCP)」の実施に伴い、院内での手術・検査項目の再評価をして、承諾書を大改訂しました。

以下の各項目について、数行のスペースを空けた用紙として(D類型)、説明者(医師)も患者側も複数の立会者・同席者を記載するようにしました。

①　現在の病状について

②　当該診療の目的と方法について

補足説明

1）診療実施予定日
〔　〕内には診療の名称（検査法、麻酔法、手術名など）を記入する。

①平成　　年　　月　　日〔開始予定時刻、午　　　　時　　分〜〕
〔　　　　　　　　　　　　　　　　　　　　　　〕

②平成　　年　　月　　日〔開始予定時刻、午　　　　時　　分〜〕
〔　　　　　　　　　　　　　　　　　　　　　　〕

2）診療実施場所：

3）麻酔：〔　有　・　無　（いずれかに○印）〕方法などについて：

4）緊急時の対応について(診療実施中の必要な操作と、これらの目的にかなった全身、またはその他の麻酔についての説明を含む)：

5）予定診療の内容について(必要に応じて、検査、手術などに際しての図なども裏面に記入する)：

平成　　年　　月　　日

説明者：　　　　　　　　　科　医師または歯科医師　　　　　　　　印

同席者：所属（　　　　　）職名（　　　　）氏名　　　　　　　　　印
　　　　所属（　　　　　）職名（　　　　）氏名　　　　　　　　　印

私は、上記の診療に関し、自由意思により同意しました。

平成　　年　　月　　日

患者氏名：　　　　　　　　　　　　　　印

（男・女）　（明治・大正・昭和・平成　　年　　月　　日生、　　歳　　か月）

住所：

親族または代理者(親権者、父母、配偶者、兄弟、姉妹、保護義務者、法定代理人、その他)

氏名：　　　　　　　　　印（　　　歳）（患者との続柄　　　　　）

住所：

同席者氏名：　　　　　　　　　　印（患者との続柄　　　　　）

同席者氏名：　　　　　　　　　　印（患者との続柄　　　　　）

○○○○病院院長　殿

説明・同意書No.A-		診療科コードNo.	

	科長	医長	主治医
複写別途保存 要・不要			

要の場合のみ署名捺印

庶務課受付

補足説明の例

一般の診療行為に関する説明・同意書（書式A:文書）

私は、患者［　　　　　］殿（［　］歳［　］か月、病歴番号［　|　|　|　|　|　|　|　］）に関して、下記の診療〔検査、麻酔、手術、特殊治療（医療用具、ワクチン）など〕について、次のように説明しました。

診療の名称：［　　　　　　　　　　　　　　　　　　　］

説明の内容〔補足説明：　有　・　無　（どちらかに○印）〕

1）現在の病状について：

2）当該診療の目的と方法について：

3）当該診療の予想される効果と不利益（有無とその程度）について：

4）当該診療方法以外の可能な診療方法とその利害得失について：

5）当該患者の疾患の将来予測（予後）について：

6）緊急時の処置に関する同意について：

7）その他

同意書の例

③　当該診療の予想される効果と不利益（有無とその程度）について

④　当該診療方法以外の可能な診療方法とその利害得失について

⑤　当該患者の疾患の将来予測（予後）について

⑥　緊急時の処置に関する同意について

⑦　その他

なお、説明にはわかりやすい図などを用いて、追加事項を書き込んだり、場合によっては患者に手術のビデオを見せながら説明することもあります。

医師や看護師から早口でたくさん説明されても、患者・家族が専門的な内容を十分理解することは不可能です。そこで、手術前、手術当日・手術後の治療・看護面からみた諸注意事項に関する、イラストを用いたわかりやすい説明書やパンフレットの作成が医師・看護師に望まれています。

同意（承諾）書の種類と地域

書式の種類（説明・同意のための記入スペース）	東京地区	秋田地区	福島地区
A類型（「一切異議なし」のスタイル）	1	0	2
B類型（記入のためのスペースなし）	20	3	13
C類型（記入用には一括したスペースあり）	15	16	9
D類型（各チェック項目ごとにスペースあり）	12	2	0
合　計	48	21	24

このようなインフォームド・コンセントが日本のすべての病院で実践されるようになることを期待しています。

【一対一のインフォームド・コンセントは良くないのでしょうか】

一対一の説明はなるべく避けた方が良いのです。患者が死亡した場合には「死者に口なし」ということで、病院側が口裏を合わせているような誤解を招くことがあるからです。

インフォームド・コンセントを行なうときは、説明する病院側も説明を受ける患者側も、双方とも立会人を用意しておくとよいでしょう。

【手術の異物遺残《いざん》には……】

手術終了時には、ガーゼカウント、器械のチェックを行ない、使用した医療器具やガーゼなどを手術野に遺残しないための注意義務はいうまでもないでしょう。しかしながら、現実には、異物遺残に関する多数の事例がみられています。

【どんな実例があるのですか】

遺残異物としてはガーゼが最も多く、鉗子《かんし》、ゴム手袋片、手術に用いた針金の一部、縫合針の残存もみられています。

手術創を閉める前のガーゼカウントの徹底、X線不透過性ガーゼや紐《ひも》付きの布の使用、手術前と手術後に手術器械やゴム手袋の数の確認も重要です。

遺残された異物をめぐる裁判例としては民事判決が多いが、約三分の二で損害賠償支払いが認められています。異物遺残と損害との因果関係の有無によって民事判決の結果は異なりますが、異物遺残の明らかな場合には刑事責任も追及される可能性が高くなります。

手術後に患者体内に異物が発見された場合、手術の時に置き忘れたことが最も疑われることになります。このような場合には病院は早急に異物を摘出し、また謝罪し、場合によっては慰謝料を支払ったりするので、裁判にまで持ち込まれることは少ないのです。

ところが、以前に数病院で手術を受けていると、紛糾することもあります。何故かというと、発見されたガーゼに特徴がなかったり、名前が書いてなかったりすると、どこの病院のガーゼであるのか、いつ頃遺残されたものかを決定する鑑定は意外に難しいのです。ガーゼに「指紋」もないし、DNA鑑定も使えませんので……。

ある刑事事件では、手術器具が手術後に腹腔内に発見されましたが、そのことによる損害がどのくらい発生したかをめぐって、多数の鑑定意見が食い違い、長期間裁判が続いたこともありました。

【患者取り違え手術】

中央手術室や中央検査室のような中央化システムでは、患者や検体の誤りを引き起こしやすいことに留意しなければなりません。患者を取り違えて、足の手術をするべき赤ちゃんのお腹を切開してしまったり、肺臓と心臓の手術を誤って行なったり、左右を間違えて正常な腎臓を摘出してしまったりすると、民事責任のみならず、業務上過失傷害罪として刑事責任も追及されることになりかねません。

そこで、手術室への患者の搬送手順の見直し、患者の受け渡し手順の見直し、主治医の立ち会い、患者識別用リストバンドの使用などが検討されました。

現在行なわれている大手術では、執刀医以外に多数の外科医・麻酔医・看護師などが関与していますので、医療事故が発生した場合に、その責任がどこにあるかが問題となります。免許を有している専門職には、それなりの責任も付随して発生してくるのです。

◆新聞などで報道された患者取り違え手術◆

●一歳の男児が、左足をケガして入院し手術を受けることになった。看護師がヘルニアの赤ちゃんと間違えて運び、腹部切開後に誤りが判明し、二針縫合を受けた。

●一九八七年（昭和六十二）九月、公立病院産婦人科で医長が、同じ名字の出産予定の妊婦と中絶予定の妊婦を間違って手術、出産予定の妊娠四カ月の胎児が死亡した。

●一九八八年（昭和六十三）三月、市立病院泌尿器科で、腎臓摘出手術の際にX線写真を裏返しに見て、正常な右側の腎臓と尿管を摘出してしまった。

●一九九二年（平成四）十一月、市立病院で肺臓疾患の患者と肝臓疾患の患者のカルテを取り違えて、肺臓疾患患者の肝臓五分の一を切除、肝臓患者は途中で手術中止。後日、本来の手術を施行した。

●一九九八年（平成十）五月、左足の骨折で総合病院に入院した八八歳女性が、間違えて右側の骨の一部を除去され、人工骨を入れられた。その後、再手術のため入院中に肺炎を併発し、九月に死亡したとして、遺族は四三〇〇万円請求訴訟を提起した。手術申込票に手書きで記入された「左」の漢字を執刀医が「右」と読み間違えたうえ、X線写真を裏返しに見たという。
●一九九九年（平成十一）、顔面神経麻痺の女性患者が、垂れ下がった右まゆを国立大学病院で手術するため、皮膚を吊り上げ固定する内視鏡手術を受けたが、術後反対側が痛いと訴えたので、左右を取り違えて手術したことに気づいて、手術をやり直した。

【有名な取り違え手術は、どんな状況で発生したのですか】

一九九九年年一月、公立大学病院で心臓弁を手術するはずの、七四歳の男性Gが肺臓の一部を切除され、肺嚢胞《はいのうほう》の手術が行なわれる予定の、八四歳の男性Hに心臓弁の手術が行なわれてしまいました。

手術室入り口のハッチウェイという「患者の搬入口」で取り違えられ、手術終了後までの八時間の間に多数の医療関係者が関与していましたが、手術終了後の集中治療室まで気づかれなかったのです。

①病棟看護師Dが二人の患者をストレッチャーに乗せ、同時に手術室交換ホールに運んだのです。手術室看護師Eが二人の患者を受け取ったのですが、よく確認しないまま、二人を取り違えて受け取ってしまい、そのまま手術室担当看護師に引き渡したため、お互

いに違う手術室に運ばれてしまいました。その時、病棟看護師より両名のカルテを引き継いだのですが、姓の確認だけにとどめたため、取り違えられたままそれぞれの手術室に運ばれてしまいました。

②心臓担当の麻酔科医F（平成六年卒、特別職診療医）、肺臓担当の麻酔科医C（平成九年卒、研修医）は、両名の取り違えに気づかず、それぞれの患者に対して全身麻酔を導入しました。

③心臓執刀医第一外科部長（教授）A、肺臓執刀医（助手）Bらは、患者の術前検査所見と手術所見が異なることに疑問をもちながらも、患者の取り違えには思い至らず、肺臓手術予定患者に対し心臓手術を、心臓手術予定患者に対し肺の手術を施行してしまいました。

④手術終了後患者二人は集中治療室に移され、ここで以前の主治医により患者の取り違え手術が判明したのです。

【取り違えられた患者は、その後手術したのですか】

肺臓の手術を受けた患者が、その後、大量出血し、胃がんのため胃を半分切除したのですが再発し、心臓の手術を施行しないこととなり、平成十一年十月十四日に胃がんのため死亡しました。

一方、心臓弁を手術された患者は不整脈となり、ペースメーカーを埋め込まれ、平成十一年四月十九日に右肺上葉切除手術を受け、六月十四日に退院しました。

民事関係では、刑事裁判の一審判決の時点では患者Hと市の和解（慰謝料二五〇万円）が成立していたが、その後、平成十四年十一月に患者G（胃がんで死亡）の遺族とは八五〇万円の慰謝料の支払いで和解が成立しています。

【関係者は行政処分されたのですか】

平成十一年六月三日に、計三一人の行政処分が発表されました。

心臓手術を担当した外科教授と麻酔科教授は停職二カ月、肺臓の手術を執刀した外科助手は減給四カ月、取り違えた看護師二人は減給一カ月、当時の病院長は停職一カ月、医学部長は減給六カ月などでした。

【医師や看護師にはどんな刑事責任が問われたのですか】

一八人の関係者が書類送検されましたが、横浜地検は、平成十二年三月に、患者Gの執刀医A、麻酔科医F、患者Hの執刀医B、麻酔科医C、患者二名を手術室に運んだ病棟看護師D、二名を引き継いだ手術室看護師Eの六名を横浜地裁に起訴しました。

平成十三年九月二十日、横浜地裁で判決公判が開かれ、表に示す判決があったのです。同年十月三日、横浜地検は罰金刑・無罪の被告人五名の地裁判決を不服として控訴し、また、禁固刑となったE被告も控訴しました。

平成十五年三月二十五日に東京高裁は原判決を破棄し、あらためて被告人六名を有罪とする判決を下したのです。判決後、Fのみが上告し、五名の被告人の判決は確定しました。

【手術室看護師の刑が軽くなったのは何故ですか】

高裁判決では、病棟看護師Dに関しては、事実認定に誤りはないものの、Eの過失について誤った認定をし、

医師・看護師への求刑と判決

	求　刑	横浜地裁判決	東京高裁判決
執刀医A	禁固1年6月	罰金50万円	罰金50万円（確定）
執刀医B	禁固1年6月	罰金30万円	罰金50万円（確定）
麻酔医F	禁固1年6月	無罪	罰金25万円（確定）
麻酔医C	禁固1年6月	罰金40万円	罰金50万円（確定）
病棟看護師D	禁固1年	罰金30万円	罰金50万円（確定）
手術室看護師E	禁固1年	禁固1年（執行猶予3年）	罰金50万円（確定）

Dの過失の程度を軽く評価し過ぎているきらいがあるとしたのです。
そして、「本件取り違え事故が発生した背景には、この大学病院における医療体制等の問題が多々存した」と述べ、「看護師の患者引渡しの際や手術室入室の際の患者確認、麻酔医や執刀医による麻酔導入前の患者確認等に関して、これらに関与する者にその意識が欠けていたことのほか、病院全体としての患者確認のための指導・教育の不足、患者取り違えを防止するための確実な方策が採られていなかったこと」を指摘しました。
また、「被告人ら以外の医師の中にも、被告人らと同等もしくは見方によってはそれ以上の責任を問われて然るべきと思われる者が存在することも否定できない」とも指摘し、被告人らと起訴されなかった者との不均衡を指摘し、罰金刑が相当としてこのような判決となったのです。

【左右を間違えたりすることもあるのですか】

残念ながらこのような考えられないような実例がまだあるのです。手術の準備段階でレントゲン写真を裏返しに見てしまったり、左右を間違えて消毒してしまったりすると、後から来た執刀医は再確認しないまま、その間違った部位を手術してしまうのです。

もう一つ重要なことがあります。「左」という字と「右」という字は書き順が違います。このようなことも知らない医療従事者（知らない人が結構多い）が書きなぐると、どちら側か判らなくなってしまいます。そこで、医療従事者は「左」は「L」、「右」は「R」と大文字で書くことになっているのです。

科としては整形外科が最も多く、次いで眼科・耳鼻咽喉科・泌尿器科であり、九州では間違えて良い方の肺臓を一側全部切り取ってしまったケースもありました。

検査による医療事故

意外なことに、検査が原因の医療事故も多い。最悪の場合、患者が死亡することもあるが、この場合の遺族が受ける衝撃は、手術で死亡するよりも大きいものである。

心臓手術を例にとってみると、患者とその家族の胸中は複雑で、「もしかしたら、手術のために死ぬかもしれない」と、悲観的な思いを抱いたとしても不思議ではない。治療の段階で起きたミスによる死亡事故であれば、「仕方がない」という、諦めに似た感情が患者側にある。

又、インフォームド・コンセントで、手術の危険性についての情報が、前もって詳しく伝えられているので、医療紛争にはなりにくい。インフォームド・コンセントとは、「情報を与えられた上での承諾」という意味であるが「説明と承諾」と訳してもよいかと思われる。

わが国でもインフォームド・コンセントの概念が一般の間に定着してきている。一つの疾患に対して、さまざまな検査法や治療法があるという、医学の知識を持つようになったことが大きな要因であろう。また、医療機関側でも、医療訴訟に対する危機感などがあり、インフォームド・コンセントの重要性を認識せざるを得なくなっている。

といっても、検査で死亡事故が起こる可能性を考える人は多くはなく、医療機関側でも、ついついインフォームド・コンセントを怠りがちになる。そして、いざ事故が起こると、インフォームド・コンセントを受けていなかった患者側は驚いてしまうのである。

治療よりも診断や検査による医療事故のほうが、医療紛争に発展するケースが多い原因の一つとなるのである。

◆がん検診でバリウムが気管に入る◆

がん検診のため、ある診療所に来院したNさんは、胃と大腸の内視鏡検査の後、医師のすすめで胃の透視検査も受けることになった。

Nさんは咽頭麻酔をかけられ、透視室で胃カメラ検査を施行した。その直後にバリウムを飲んだが、激しくむせ始めた。バリウムがNさんの気管に入ったことが判明し、気管支ファイバーで、左肺の洗浄が行なわれた。しかし、バリウムを除去することができず、Nさんは呼吸管理設備が整った病院に移送された。転院さきの病院でNさんが亡くなったのは、それから四カ月後のことであった。

【検査前にインフォームド・コンセントは行なわれたのでしょうか】

胃カメラと大腸ファイバーのインフォームド・コンセントは行なわれたようです。ところが、胃の透視検査については、インフォームド・コンセントが十分に行なわれませんでした。

検査時に発生する医療事故とインフォームド・コンセントの実施状況を見てみると、直接的な因果関係を別にした場合、冠状動脈造影の事故は一〇〇回に一例、大動脈造影では三〇〇回に一例報告されています。つまり、冠状動脈造影と大動脈造影に関しては、インフォームド・コンセントが必ず行なわれていると言えるでしょう。

しかし、胃のバリウム検査では、一〇〇万回に一例位しか事故は報告されていません。「死亡する可能性もありますよ」というインフォームド・コンセントが行なわれないのが普通なのです。最近のインフォームド・コンセントに関する判例を見てみると、検査の際に死亡したり、後遺症が残ったような事例では、手術前に十分な説明がなされていないケースが少なくありません。

◆骨髄液採取で患者が死亡◆

愛媛県宇和島《うわじま》市の宇和島署は二〇〇四年（平成十六）九月二十九日、元市立病院内科の医師を業務上過失致死の疑いで地検に書類送検した。

調べによると、医師は二〇〇三年（平成十五）十二月、骨髄腫の男性患者（当時七七歳）の治療経過をみる検査の際、誤って針で動脈を傷つけ、約二時間後に出血性ショックで死亡させた疑い。同署では、医師が注意義務を怠ったとみられている。

◆内視鏡検査で五四八八万円の賠償◆

愛知県の県立病院で一九九六年（平成八）九月、胆のう結石と診断された会社社長（当時六六歳）が内視鏡検査を受けた直後、腹痛や嘔吐を繰り返し、同年十一月に重症すい炎で死亡した。

その後、死亡した患者の妻ら遺族が、病院の医師らが不必要な内視鏡検査をしたためとして、県を相手に約七四〇〇万円の損害賠償を求める訴訟を起こした。名古屋地裁は二〇〇四年（平成十六）九月三十日、検査とすい炎発症との因果関係は認めなかったものの、医師の注意義務違反を認め、県に五四八八万円の支払いを命じた。

第三章

病院の管理体制

救急医療で起こる事故

救急医療体制は年々整備されつつあるが、設備や医療スタッフの人数、勤務時間のどれをとってみても十分でないのが実状である。

一般的に、都市部よりも地方のほうが医療機関と医師の数が少ない。そのために、一人の医師が幅広い分野に対応する必要に迫られることになる。

また、救急病院や救急診療所では、二四時間X線装置やその他の検査装置が使用できるわけではない。設備はあるものの、夜間だと機器を操作する技師がいないケースもある。そこで問題になっているのが、診療拒否である。

【診療拒否はなぜ起こるのでしょう】

時間外診療を行なう救急医療の現場では、人件費などのコストが大きく、少ないスタッフで多数の患者を診療しなければ経営が成り立ちません。「医師一人に看護師一人」というような規模で夜間診療体制を行なう医療機関も珍しくはないのです。

そのような医療機関では、来院する患者すべてに対応するのは不可能でしょう。診療拒否を行なわざるを得ない病院があまりにも多すぎます。だから、一部の病院に患者が殺到したりする。医師が過労で倒れたり、重症患者に目が届かずに死亡させる事故なども起きています。

とくに小児科が深刻です。

日本小児科学会によると、小児科がある全国約一三〇〇病院の半数以上が小児科医四人以下、二人以下が約三割です。

小児科医の当直勤務は、月平均三・四九回（内科二・三一回）で、五回以上が二五・八パーセント（同二・二パーセント）という調査結果もあります。その上、夜間に来院するのは軽症患者がほとんどなので、忙しさが倍加するなどの問題点が指摘されています。

◆二四時間対応の「地域小児科センター」構想◆

全国の小児科医ら約一万七〇〇〇人が参加する日本小児科学会は二〇〇四年（平成十六）四月、小児患者の夜間のたらい回しや小児科医の過労による医療事故などを防ぐため、二四時間対応の「地域小児科センター」を全国各地に設け、救急医療の拠点にする構想を打ち出した。

既存の医療機関や公的施設を利用するなどして、人口三〇万—五〇万人当たり一カ所をめどに、全国に約四〇〇カ所の「センター」を整備する計画である。

地方自治体や全国の小規模病院・診療所の医師らの協力を得て、各医療機関に分散している小児科医を集約し、効率的に再配置するという。これにより、夜間や休日も常時、診療できる体制が整うことになる。

◆出産時の医療事故防止で病院利用推進へ◆

日本産婦人科医会は二〇〇二年（平成十四）十月十五日、診療所をかかりつけにしている妊婦もお産時に病院の設備を利用できる「産科オープンシステム」を、全国で推進する方針を決めたことを全会員に通知した。

医療法によると、病床数二〇以上が病院、病床数一九以下が診療所。現在、病院は全国で九一二二カ所だが、診療所はその一〇倍近い九万六〇五〇カ所もある。お産の半数近くが診療所で行なわれているが、設備の老朽化など安全性には問題も多くある。

日本産婦人科医会では、医療事故防止と妊婦の安全確保のために、産科オープンシステムを考え出した。妊婦の健診は診療所、お産は医師や設備がそろった病院で行なうシステムである。

【医師が守らなければならない「応招義務」とはなんでしょうか】

医師法第十九条には、

「診療に従事する医師は、診察治療の求めがあった場合には、正当な事由がなければ、これを拒んではならない」と記されています。

現行の医師法が制定される以前、「応招義務」に違反すると罰則が科せられたのですが、現在の医師法では罰則は削除されています。

【診療を断わることができる「正当な事由」とは、どういうことでしょうか】

一般の社会通念に照らして判断すべきものとされ、今では医師の良心に任されています。では、具体的な例を紹介しましょう。

一九五五年（昭和三十）に長野県で、当時三六歳の女性が七カ所の医師に次々と往診を断られ、死亡するという不幸な出来事が起こりました。このとき、厚生省に照会がなされたわけですが、厚生省からは次のような回答がありました。

「医師法第十九条にいう正当な事由のある場合とは、医師の不在又は病気等により事実上診療が不可能な場合に限られるのであって、患者の再三の求めにもかかわらず、単に軽度の疲労の程度をもって診療を拒絶することは、医師法第十九条の義務違反を構成する」とする一方で、「更に具体的な状況をみなければ判定困難」とし、「医師法第七条にいう、医師としての品位を損するような行為のあったときには、医師免許の取消又は停止を命ずる場合もありうる」と答えています。

また、厚生省は一九七四年（昭和四十九）に、こんな回答を出しました。

「休日夜間診療所、休日夜間当番医制などの方法により、地域における急患診療が確保され、かつ、地域住民に十分周知徹底されているような休日夜間診療体制が敷かれている場合において、医師が来院した患者に対し、休日夜間診療所、休日夜間当番院などで診療を受けるよう指示することは、医師法第十九条第一項の規定に反しないものと解される」

【診療拒否をめぐる医療紛争では、何が争点になっていますか】

次の三点が争点になるでしょう。

①診療契約成立の有無——学説では、患者の診療の求めに応じてカルテを作成したときに、診療契約が成立するとされています。

②診療拒否の正当な事由の有無——医師の不在または重篤な病気などにより、事実上診療が不可能な場合にあたるかどうかが、争点になります。

③その地域の救急体制による転送指示の正当性

以上が争点になりますが、受診可能な医療機関が他にも多数存在する都会と、代わりうる医師がいない過疎地のような地域では、判断が異なることが少なくないでしょう。民事責任の有無については、診療拒否と損害発生の間の因果関係が成立するかどうかが重要なポイントです。

【意識のない救急患者にインフォームド・コンセントは必要でしょうか】

救急医療の現場では、運ばれてきた患者を迅速に診断して、処置をしなければなりません。ここには、さまざまな症状を持つ患者がやって来ます。自分の専門外の疾患を持った患者も少なくないでしょう。つまり、誤診をする可能性もそれだけ高くなるということです。しかし、受傷後の症状によって、医師の過失が認められる場合もあります。

【救急医療の判決は……】

救急医療に関する民事判決を見てみると、明治三十八年以降の日本における医療に関する民事判決は、二〇〇〇例を超えています。このうち、昭和六十年から平成十年までを調査したところ、救急医療に関係する民事裁判の判決は合計四八件もありました。

初診時の医療行為が争われたケースでは、損害賠償支払いが認められた有責例二一件の中で、死亡例一六件、後遺症を残した例が五件。無責例一一件のすべてが死亡例です。疾患を見ると、有責例では、外傷一四件、内因性疾患七件。無責例では、外傷九件、内因性疾患二件でした。

初診時の有責例では、外傷による見落としが多く、内訳では、頭部外傷の頭蓋《ずがい》内病変の見落としが五件、上気道閉塞性疾患の誤診が二件あり、内臓損傷の見落としも五件ありました。無責例では、頭蓋内病変の見落としがなかったとされた例が五件と多く、内訳では酩酊《めいてい》状態が三件ありました。

救急医療の現場では、意識不明の患者が、緊急に運び込まれることも珍しくありません。このような患者は、直ちに治療しないと生命の危険にさらされます。一分一秒を争う場合、患者本人や家族にインフォームド・コンセントをするよりも治療を優先させねばならないこともあります。本人が意識不明で関係者が到着していない場合もあります。法的には医師の判断のみで診療することは「緊急避難行為」として許されているのです。そのような場合には、念のために、患者の外来受診時の状態を、写真やビデオなどで記録に残しておくとよいでしょう。事後の説明や承諾を得るときの参考資料になりますし、トラブルの発生を予防する資料にもなります。また、医学的な意味でも、有用な参考資料になります。

◆救急患者の受け容れ拒否で手術が遅れ死亡◆

一九八八年（平成元）五月、事故はK市内で起きた。その日の午後八時十分頃、普通乗用車同士の正面衝突事故が発生し、二七歳の男性が負傷し、同八時二九分に近くのX赤十字病院に搬送された。

この病院の医師が男性を診察し、第三次救急患者と診断し、そのため、K市消防局管制室は午後八時三四分頃、K市立中央病院に男性の受け入れが可能かどうかを問い合わせたところ、当直受付担当者（現在、消防局管制室からの通報は、医師がホットラインで直接受ける）は「今夜は整形外科も脳外科もありません」と応答した。

そこで、管制室は午後八時三九分頃、Y大学附属病院に男性の受け入れを要請したが、「手術中のため、受け入れられない」とのことであった。

結局、男性は受け入れ回答のあった隣の市のZ病院に午後九時一三分頃、収容された。収容時、男性は心肺機能停止状態でしたが、心マッサージなどが施されて蘇生した。

事故翌日の午前一時頃から、開胸手術が行なわれたが、午前六時五〇分頃、両側肺挫傷・右気管支断裂に起因する呼吸不全で死亡した。

男性の遺族は、K市立中央病院の対応に不満を抱き、K市を被告として、市民病院の診療義務違反を理由に、合計二〇〇〇万円の慰謝料請求訴訟を起こした。

一九九二年（平成四）六月、裁判所の判決は、「被告は原告らに対し、各金三〇〇万円、合計一五〇〇万円、およびこれらに対する平成元年十一月十五日から支払い済みまで、年五分の割合による各金員を支払え」というものであった。

【事件当夜のK市周辺の救急医療体制は……】

裁判所が認定した、事件当夜のK市周辺の特に交通事故等外科系疾患に関する救急医療体制は次のようであったということです。

第一次体制は、K市において救急告示を受けている病院五二、診療所七、合計五九施設が救急患者の対応にあたっていました。

第二次体制は、入院・手術を要する重症患者に対する医療を確保するための体制です。K市では市域を六グループに分け、原則として各グループに内科・外科を最低一病院確保する体制で、病院群輪番制で重症救急患者に対応していました。X赤十字病院は、この第二次体制に属していました。

第三次体制は、第一次・第二次救急医療機関と連携し、重篤な救急患者を確実に受け入れるとともに、傷病に対応できる高度な専門的治療の確保を目的としています。K市では被告のK市立中央病院とY大学附属病院救急部が、救急センターとしての任にあたっていました。

◆たらい回しが疑われた一例◆

茨城県M市で平成四年一〇月午前三時ごろ、車の横転事故が発生した。車に閉じこめられた意識不明、呼吸停止の重症患者が救出されたが、救急搬送先確認に手間どり、約二時間後に事故現場から遠距離の第三次救急病院に収容され、死亡が確認された（病院選定に約一時間を要し、搬送に約一時間を要した）。

【「たらい回し」が行なわれたのでしょうか】

この事例は、患者から見れば、いわゆる「たらい回し」が許されるのかどうかという問題です。

しかし、医療側から見れば、場合によれば良識ある医師が自らの能力の限界や、医療機関の設備の充実度と患者の重症度を冷静に判断した結果、患者を転送してもらうこともあり得ます。このような正当な転送の指示を、すべて「たらい回し」と考えることはできません。

【搬送に手間取った原因はなんでしょうか】

このケースで問題になったのは、次の三点です。

①最初に照会を受けた第三次救急病院が、的確な対応を取れなかったこと

②この病院が最終的な受け入れ機関としての役割を果たせず、受け入れた第三次救急病院が遠隔地で、搬送に時間がかかったこと

③救急医療情報センターの情報をもとに、電話で九つの病院に紹介しましたが、すべて「対応できない」との返事でした

この事例の後、M市のある県では、消防本部から医療機関に対する要望などをアンケート

調査しました。よく使われる「救急患者収容不可能」の理由として、「専門外」「医師不在」「処置困難」「満床」「手術中」「多忙」「応答なし」などがあげられたそうです。

同県では、医療機関に対して、情報入力を促し、改善の努力をした結果、情報入力を行なう機関が増加したそうです。残された課題は、地域の第三次救急施設の受け入れ体制を含めた地域医療体制を、いかに構築するかでしょう。

管理体制と医療事故

病院内での患者の転倒・転落は、よく起こる代表的な事故である。患者に褥創《じょくそう》が発生したり、患者が自殺しても、病院の管理責任が問われることになる。医療に従事する者は、患者の安全管理を、確実に行なう義務がある。

◆痴呆のある患者のベッドからの転落事故◆

某病院に七八歳の女性が心筋梗塞の疑いで入院していた。この女性患者は、九日前にベッドから転落して右頭部を打撲したのである。

患者には軽度の痴呆が見られ、危険性を十分理解しないでベッドの上に立ち上がることもあった。通りかかった看護師が、あわてて老女を寝かせることが何度かあった。また、パーキンソン病のため、手足に障害もあった。
その日の午後、この女性患者の病室から大きな物音が聞こえてきた。看護師が駆けつけると、患者がベッド近くの床に倒れていた。頭部を強打しており、くも膜下出血で一週間後に死亡した。

【患者の転落や転倒事故で責任を問われるのは、どういうときでしょうか】

看護師が介助している患者が、転倒や転落事故を起こした場合、介助や注意に手抜かりがあったとして、看護師の責任が問われることになります。このケースでは、一〇〇〇万円の慰謝料を請求する訴訟が起こされています。
その結果、巡回の回数を多くする注意義務が認められ、患者の動静に注意して、転落防止に努めた様子がうかがえないとして、慰謝料二〇〇万円を遺族に支払うよう判決が言い渡されました。

【ベッドからの転落や転倒事故防止に注意する点は……】

ベッドから転落した場合、落差があるだけに、怪我をするだけでは済まないでしょう。病状が悪化したり、急変することも十分考えられます。そこで、看護師は、あらゆる事故の要因を考え、事故を防止するように心がけなければなりません。

ベッドの柵をチェックするのはもちろん、ストッパーがちゃんとかかっていることを確認することも、確実に行なうべきです。ストッパーをかけたとき、キャスターは必ず内側に入れておきましょう。外側に向いたままにしておくと、患者が足をとられてしまうことがあり、大変危険です。また、患者の病状はもとより、生活様式にも留意する必要があります。

ベッドからの転落については、患者が言うことをきかない時には抑制して患者の手足を紐《ひも》で拘束することがあります。しかし、最近では患者の人権を考慮して医学的な根拠がなければ抑制してはいけないという考えが主流となっています。危険な患者の場合には、あらかじめ患者を評価しておくということが大切になっています。

患者側の要因としては、年齢や病状による運動機能障害の程度が問題ですし、これまでの病気の既往歴も大切です。現在ではどのような薬を飲んでいるのか、薬によっては意識が朦《もう》朧《ろう》とすることもあります。

患者の周辺の問題としては、患者の家族が病気について理解できているのか。そして、転倒、転落しやすいことに気付いているかが問題です。また、患者側の大きな問題として、排泄行為を病室でできるか。羞恥心があるかどうかも問題です。排泄の希望があればナースコールで呼んで欲しいと看護師から言われても、自分でトイレに行こうとして転倒したり、ベッドで転落するケースが多いのです。

病室内でポータブルトイレを使用しようとして、転倒したというケースも見られ、ポータブルトイレの構造にも気を付けないといけないこともあります。

病院施設については、患者の病室の配置がどうなっているか、ナースステーションとの距離が大きなポイントとなります。転倒、転落しやすい患者、重症の患者はステーションから近いところに配置するということが原則です。またベッドと窓の高さの問題があります。小児がベッドの上に立ち上がり、バランスを崩して、窓枠とともに転落したという事故さえあるからです。転落しそうな患者の場合には窓の近くにベッドを置かないということです。

次に、床面に滑り止めの措置を施す必要もあります。また、看護師がナースコールで呼んで欲しいとしても、使い方がよく分からないという患者もあり、目がよく見えないとか夜間に視力が落ちる患者もいますので、患者に分かりやすい表示をしておくことも大切です。

このように考えてくると、転倒、転落を完全に防止することは難しいのですが、これらの防止には、勇気を持って医学的な適応として抑制をするか、思い切って床に畳を敷いて寝かせるなど、医学的検討の委員会やカンファレンスの結果により寝返りを打っても転落する危険性がないようにすることも考えられます。

安全を考えるためには、昼間に処置をするときには通常の高さで、処置が終わるとベットが床面近くまで下がる装置が理想的です。しかし、高額なベッドの費用を要するということが広く普及しない原因になっています。この場合にも、ベッドの上下動のときにベッドの柵《さく》に首を挟むという問題も起こっていて、新しい対応策を採《と》れば新たな危険も生じるということに気を付けなければいけない例です。

【褥創《じょくそう》は予防できますか】

これまで、寝たきりの患者の場合、褥創（床擦れ）になるのはやむを得ないことだと思われてきました。しかし、そうではありません。褥創はある程度予防できるのです。

褥創の原因には、

①局所の持続圧力

②便、尿、汗などによる湿潤
③栄養低下などの組織耐久性の低下
などがあげられるでしょう。

そこで、体位の変換や清拭を行うことが大切です。また、エアマットレスなど、患者に合った除圧用具を使用することで、褥創の防止対策は重要です。いずれにしても、寝たきり患者の褥創を予防するのは、医療従事者の重要な役目です。


【診断書をめぐるトラブルには、どんなものがありますか】


診断書というのは、現在の病状と今後の見込みについて、診断した内容を証明した書類であって、医師が発行することになります。

交通事故の後でケガをしているというトラブルが一番多く見受けられます。

たとえば、交通事故で大腿骨骨折となり、その時に警察や消防署の人に、どれくらいの治療が必要ですかと聞かれることがあり、診断書が要求されます。その時に「上記病名により、全治六カ月の加療を要す」と記した診断書を出したとします。そして後に、その傷口が感染し骨髄炎で手術を行なったり、あるいは再手術をすることがあり、最終的には足が短くなった状態で二年半後に治療を終了したとします。

交通事故ですから、加害者は診断書にある六カ月分の治療費については支払いますが、残りの二年分は医療ミスによって治療が長引いたのだから、その分の費用は医師から貰えとして、加害者が六カ月分の治療費しか払わないということが起こり得ます。

このように、診断書の内容によっては、交通事故の加害者と治療した医師が、共同不法行為責任を追及されることになりかねないのです。

そこで、このようなトラブルを避けるためには、たとえば傷口が非常に汚れている場合には「感染や骨髄炎を合併しなければ、現在の段階では…」という注を入れる必要がありますし、夜間で十分な検査ができていないという場合には「いまだ不十分な検査段階の病状把握では…」と書き入れる場合もあるのです。

全治六カ月ということも、後で大きな問題になります。傷ができたときに「全治」ということはあり得ませんので、この場合には「約」とします。また、「加療を要す」という断定的な診断書がトラブルを巻き起こしていますので、これは「加療が見込まれる」という、推定であるということにします。つまり、最終的には感染したり骨髄炎を起こしたりする可能性もあり、当初の不十分な病状把握では、約六カ月の加療が見込まれるという診断であることが、分かるようにすることが、お互いの誤解を招かない診断書ということになります。

【ほかに診断書をめぐるトラブルはありますか】

たとえば「マラソンや水泳を許可する」という診断書を出していたとすると、実際にマラソンをしていたとか、水泳中に不幸にして死亡事故が起こった時に、許可をした医師の責任はどうなるのかという問題が起こります。

つまり、マラソンや水泳を許可するという、断定的な診断書が出されているところに一番大きな問題があります。

したがって、こういう場合には「○月○日に問診・打聴診、(場合によっては)負荷心電図を行なったところ、特に異状が見られない」ということが診断している内容であり、マラソンや水泳を許可するという診断に問題があると思います。

◆患者・医師ら九人が結核に集団感染◆

二〇〇四年(平成十六)六月十七日、千葉県県保健福祉部は下館《しもだて》市の病院で二〇〇三年(平成十五)十二月以降、入院患者八人と男性医師の計九人が結核に集団感染したと発表した。

◆ＶＲＥ感染と院内感染◆

鳥取県の労災病院で、二〇〇四年（平成十六）四月から六月にかけて入院患者ら四人がバンコマイシン耐性腸球菌（ＶＲＥ）に感染した。患者らと接触した医師や看護師らの、医療従事者計二九人を七月中旬に検査したところ、同年八月三日までに医療従事者二人が入院患者らと同じ型のＶＲＥに感染していたことが判明した。

◆多剤耐性緑のう菌に感染◆

二〇〇四年（平成十六）九月二日、京都の病院は二〇〇一年（平成十三）以降、九人の入院患者が、抗生物質が効かない多剤耐性緑のう菌に感染し、七、八月にそのうちの二人が死亡したと発表した。

亡くなった二人のうち一人は肺炎で、もう一人は敗血症で死亡している。同病院では院内感染と判断した。

◆超音波診断装置で院内感染◆

二〇〇四年（平成十六）六月二十九日、大阪の病院は五月末から六月中旬にかけて心臓手術などを受けた患者九人が多剤耐性緑のう菌（ＭＤＲＰ）に感染し、そのうちの三人が死亡と発表した。

死亡した一人が心臓手術を受けた後、ＭＤＲＰに感染したことが原因で肺炎になり、死亡した可能性があるとし、同病院は「集団発生」と判断した。

同病院は九月一日、学外の専門家による調査委員会がまとめた最終報告を公表し、死亡した三人のうち、院内感染が原因で死亡したのは一人と結論づけている。そして、経食道エコーと呼ばれる超音波診断装置の表面にできた小さな剥離にＭＤＲＰが付着したことが、院内感染の原因と断定した。

この事故の後、同病院では「経食道エコー」の使用を中止した。

【なぜ超音波診断装置に菌が付着したのでしょうか】

調査委の報告でも指摘しているように、医療機器の洗浄など管理体制に問題があるのではないでしょうか。

ちなみに、人体や環境中の広い範囲に存在しているMDRPは、健康な人には感染しても症状が出ません。しかし、免疫機能が低下した患者が感染すると、敗血症などの原因になる院内感染菌の一つです。

◆うつ伏せに寝かせて新生児が死亡◆

東京都内にある某私立大学附属病院産婦人科の新生児室で、平成七年一月に三日前に生まれたばかりの男児Yが泣きだした。

新生児室には六、七名、隣室のNICU室には三、四名の新生児がいたが、深夜なので助産婦Aが一人で両室の新生児を担当していたのである。

助産婦Aが泣いている男児Yにミルクを与え、排気させたところ、ミルクを吐き出す。腹満もあったことから、再び吐くかもしれないと思った助産婦Aは、男児Yを新生児用のベッドにうつ伏せにして寝かしつけた。

同日午前六時二五分頃、助産婦Aが新生児室に入り、授乳に来ていた男児Yの母親に男児を渡そうと抱き上げたところ、グッタリして呼吸停止状態となっていた。

すぐに蘇生措置が施され、心機能と呼吸機能は回復したが、低酸素脳症から重度の脳性麻痺となり、同年八月に死亡した。

【新生児のうつ伏せ寝による事故死は、病院側の過失なのでしょうか】

死亡した男児の両親は、枕などによる鼻口部圧迫による酸素欠乏状態で死亡したとして、病院に損害賠償を請求する民事訴訟を起こしました。

一方、大学病院側は未然型乳幼児突然死症候群（ＳＩＤＳ）が心肺停止の要因だとして、責任がないことを主張したのですが、一審、二審とも大学病院側の主張は退けられ、四八八五万余円の損害賠償の支払いを命じられています。

これを不服として、病院側は最高裁に上告しましたが、平成十五年十二月に、この判決は確定しました。

さて、うつ伏せにした助産婦Aに対して、刑事事件になりました。東京地検が二〇〇〇年(平成十二)八月、業務上過失致死罪で在宅起訴したのです。

二〇〇三年(平成十五)四月、東京地裁は、心肺停止の原因について、「うつ伏せ寝で鼻孔部が圧迫されて呼吸環境が悪化したことや、吐いたミルクを気道内に詰まらせたことなどが複合的に影響して窒息した」とし、罰金四〇万円を言い渡しました。助産婦Aは控訴しましたが、後日控訴を取り下げたので、判決は確定しました。

ちなみに、病院内での新生児や乳児の急変がＳＩＤＳか否かで争われた民事訴訟の判決は、これまで数件あります。年代順でみてみると、最初の四件は病院側の責任が否定されました。ところが、その後の二件では、病院側の主張するＳＩＤＳ説を否定し、うつ伏せ寝による窒息死として、病院側の責任を認めています。

◆うつぶせ寝の乳児死亡で病院の過失認める判決◆

東京都立の小児病院で一九九八年（平成十）一月十七日、生後一カ月の幼女が胃の軸捻転の診断を受け入院したが、翌日早朝に窒息死しているのを看護師が発見した。

うつぶせ寝で放置されたのが原因で長女が死亡したとして、両親は東京都を相手取って、約七七七〇万円の損害賠償を求めて訴訟を起こした。東京地裁八王子支部は二〇〇四年（平成十六）四月二十八日、病院側の過失を認め、約四三〇〇万円の支払いを命じている。

医師による安楽死

苦しむ患者を楽にさせるという「安楽死」。はたして、それが安楽死か否かをめぐる論争は、日本だけではなく世界中で展開されている。終末期における医師の行為がもたらす反響は大きいのである。

◆T大学安楽死事件◆

一九九一年（平成三）四月、T大学医学部付属病院で多発性骨髄腫で同病院に入院していた男性患者（当時五八歳）の病状が悪化し、こん睡状態に陥った。患者の家族は、治療の全面的中止を要望した。

こうして、栄養剤点滴などの生命維持を含めて、延命治療が中止された。

担当医はホリゾン、セレネースを静脈注射した。長男が「どうしても今日中に家に連れて帰りたい」と再び迫った。

担当医は、ワソランを注射したが、患者は死亡しない。そこで、塩化カリウム製剤であるKCL液を注射したところ、患者は急性心不全で死亡した。

事件を看護部からの報告で知った大学側は、担当医を懲戒解雇した。が、間もなくマスコミの知るところとなり、神奈川県警と横浜地検が動き出した。

そして、一九九二年（平成四）七月、元主治医は殺人罪で在宅起訴された。

【T大学安楽死事件の判決は、どうなったのでしょうか】

横浜地裁では、起訴から三年後の一九九五年（平成七）三月、元主治医に懲役二年、執行猶予二年の有罪判決を言い渡したのです。

T大学安楽死事件を「末期医療において医療従事者として許される行為の法的限界を考えさせる事案」とし、延命治療を中止する条件や安楽死が許容される要件などを検討した結果です。元主治医が控訴しなかったため、この判決は確定しました。

【延命治療を中止する条件は、どういうものでしょうか】

患者からの点滴・フォーリーカテーテル・エアウェイの除去が適法かどうかを検討して、次のような条件の場合、治療行為の中止が許されることを認めました。

①「患者が治療不可能な病気に冒され、回復の見込みもなく死が避けられない末期状態にある」

②「治療行為の中止を求める患者の意思表示が存在し、治療の中止を行う時点で存在する」ことが必要としながらも、患者の明確な意思表示が存在しないときは「推定的意思に

よることを是認してよい」

③治療行為の中止の対象となる措置は、「薬物投与、化学療法、人工透析、人工呼吸器、輸血、栄養・水分補給など、疾病を治療するための治療措置および対症療法である治療措置、さらには生命維持のための治療措置など」

【安楽死と認められる要件とは、なんでしょうか】

「安楽死の六要件」を従来では参考例にしてきました。脳溢血の父親に殺虫剤入りの牛乳を飲ませて殺害した息子が尊属殺人罪に問われるという事件の裁判で名古屋高裁が出した判決の中に、次のような「安楽死の六要件」が示されていたのです。

①病者が現代医学の知識と技術からみて不治の病に冒され、しかもその死が目前に迫っていること

②病者の苦痛が著しく、何人も真にこれを見るに忍びない程度のものなること

③もっぱら病者の死苦の緩和の目的でなされたこと

④病者の意識が明瞭であって意思を表明できる場合には、本人の真摯《しんし》な嘱託又は承諾のあること

⑤医師の手によることを本則とし、これにより得ない場合には医師により得ないと首肯するに足る特別な事情があること
⑥その方法が倫理的にも妥当なものとして認容しうるものなること
この名古屋高裁の判決から三三年後、横浜地裁は、安楽死に関しては、名古屋地裁の六つの要件を再吟味した上で、
①患者が耐え難い肉体的苦痛に苦しんでいること
②患者は死が避けられず、その死期が迫っていること
③患者の肉体的苦痛を除去・緩和するために方法を尽くし、他に代替手段がないこと
④生命の短縮を承諾する患者の明示の意思表示があること
――と四つの要件を示したのです。

【T大学元主治医は、なぜ有罪になったのでしょうか】

判決理由は、
①患者は意識がなかったので、肉体的苦痛もなかった――鼾《いびき》やその原因である荒い呼吸は、「到底耐え難い肉体的苦痛」とはいえない。注射を行なった時点で患者は意識を失

っているので、除去・緩和されるべき肉体的苦痛は存在しなかった。また、肉体的苦痛を除去するため医療上の他の手段が尽くされたとか、他に代替手段がなく、死に致すしか方法がなかったとも言えない。

②患者の意思表示がなく、推定もできない――積極的安楽死を行なうのに患者本人の意思表示がかけていたのも明白である。

患者の状態は積極的安楽死が許容される要件にあてはまらないとして、有罪判決を言い渡したのです。なお、一九九六年（平成八年）三月、厚生省医道審議会はこの判決を受けて、元主治医を医業停止三年の行政処分にしました。

◆安楽死が一転して殺人に……◆

二〇〇二年（平成十四）十二月四日、神奈川県警は川崎市の病院に勤務していた医師を、同病院に入院した患者に筋弛緩剤を投与して死亡させたとして、殺人容疑で逮捕した。この事件は一九九八年（平成十）四月に明らかになったが、当時は「安楽死」として報じられていた。

二〇〇五年（平成十七）三月二十五日、横浜地裁はこの内科医師に懲役三年執行猶予五年

（求刑懲役五年）の判決を言い渡した。医師は控訴した。

【患者の自殺も医療紛争に発展するのでしょうか】

患者が自殺するという問題も無視できません。とくに一般病棟に入院している患者が自殺した場合、医療側の過失として医療紛争に発展することもあるのです。

では、自殺を防止するには、どうしたらいいのでしょう。

外部の人からすると、自殺は突然の出来事のように思えますが、そこに至るまでの過程を詳しく見ていくと、さまざまな兆候が必ずあります。

日本大学医学部の小島卓也《こじまたくや》教授（精神医学）が、次のような患者に注意が必要だと指摘しています。

①以前に死にたくなったり、自殺を図ったことがある
②周囲から十分なサポートが得られない状況にある
③最近、かけがえのない人や物を失ったことがある
④突然の行動の変化が見られる
⑤自殺をほのめかす

⑥別れの準備をしている
⑦過度に危険な行動に及んだり、事故が多くなる
⑧うつ状態（「悲観的な言動」「不安やあせりが強い」「元気がない」「眠れない」「食欲不振が続く」など）が起きている

これらを見逃さずに対応策を検討することが大切でしょう。

患者の心の状態に絶えず気をつけて、もし、何か一つでも気になることがあれば、精神科医に気軽に相談するようにしたいものです。

異状死体とは……

インフォームド・コンセントで説明していない病態で死亡した場合、あるいは適切なインフォームド・コンセントがなされていないまま容体が急変し死亡した場合には、医療側では、「避けられない事故、ある確率で生じる合併症で、死因とは因果関係なし」と主張し、遺族側では、「医療過誤ではないのか、処置を誤ったのではないか、事実を隠しているのではないか」との疑いが湧いてくることがある。このようなケースでは、第三者による判断が実務上必要であろうと思われる。

日本では一年間に約一〇〇万人の人が死亡している。病気のために病院で医師に看取られながら死亡する人が圧倒的に多く、このように死亡する人を自然死という。自然死の死因で一番多いのが悪性新生物、つまりガンである。

それに次いで心臓の病気、および脳の病気で死亡する人が多いのである。しかし、一〇人に一人の約一〇万人は不自然死、いわゆる異状死だと言われている。つまり、自殺、他殺、あるいは事故死、場合によれば自宅で急に亡くなることもあり、中には白骨で見つかることもある。

医師法第二十一条では、「医師は、死

年次	悪性新生物	心疾患（高血圧を除く）	脳血管疾患	肺炎	不慮の事故	自殺	肝疾患	結核
1998（平成10）	226.7	114.3	110.0	63.8	31.1	25.4	12.9	2.2
1999（平成11）	231.6	120.4	100.8	74.9	32.0	25.0	13.2	2.3
2000（平成12）	235.2	116.8	105.5	69.2	31.4	24.1	12.8	2.1
2001（平成13）	238.8	117.8	104.7	67.8	31.4	23.3	12.6	2.0
2002（平成14）	241.7	121.0	103.4	69.4	30.7	23.8	12.3	1.8
2003（平成15）	245.3	126.4	104.7	75.2	30.7	25.4	12.5	1.9

人口10万人に対する主要死因（人口動態統計より）

体または妊娠四ヵ月以上の死産児を検案して異状があると認めたときは、二四時間以内に所管警察署に届け出なければならない」として、違反した場合には五〇万円以下の罰金となる。

【日本法医学会の異状死ガイドラインとは……】

では、どのような死体を異状死体というのでしょうか。

平成六年五月に、日本法医学会教育委員会から提案された「異状死」ガイドラインでは、次のように提示しています。

Ⅰ外因による死亡（診療の有無、診療の期間を問わない）

(1)不慮の事故

A、交通事故

B、転倒、転落

C、溺水

D、火災・火焔などによる障害

E、窒息

F、中毒

G、異常環境
H、感電・落雷
I、その他の災害
(2)自殺
(3)他殺
(4)不慮の事故、自殺、他殺のいずれであるか死亡に至った原因が不詳の外因死
Ⅱ外因による傷害の続発症、あるいは後遺障害による死亡
Ⅲ上記(Ⅰ)または(Ⅱ)の疑いがあるもの
Ⅳ診療行為に関連した予期しない死亡、およびその疑いがあるもの
注射・麻酔・手術・検査・分娩などあらゆる診療行為中、または診療行為の比較的直後における予期しない死亡。
診療行為自体が関与している可能性のある死亡。
診療行為中または比較的直後の急死で、死因が不明の場合。
診療行為の過誤や過失の有無を問わない。
Ⅴ死因が明らかでない死亡

（1）死体として発見された場合
（2）一見健康に生活していたひとの予期しない急死
（3）初診患者が、受診後ごく短時間で死因となる傷病が診断できない場合
（4）医療機関への受診歴があっても、その疾病により死亡したとは診断できない場合
（5）その他、死因が不明な場合

【臨床の医師の反応は……】

臨床医の先生方から、日本法医学会教育委員会から提案された「異状死」ガイドラインに対して、疑問視する声が多くあがりました。

臨床医の先生方は合併症を異状死としていますが、法医学的な見地では異状死を予想外の死としています。英米の例にならって「異状死」ガイドラインを、これでどうだろうということで示したのです。臨床の先生、外科医の方々のなかにはこのような事例を警察に届ける必要がないとの意見もあります。

近年、医療行為に関連した急死などの際に警察に届けるべきか、また、厚生労働省や衛生部などに届けるべきかの議論が行なわれています。日本外科学会など外科関連一一学会は平

成十三年四月十日に診療に関連した「異状死」についてと題する共同声明を発表しました。

この要旨としては、
①明らかな医療過誤による死亡や重大な傷害では届出を必要とする
②予測される手術合併症による患者死亡は届出不要である
③医療事故に関する届出を受けて、調査・勧告を行う中立的専門機関を創設する
という三点です。

【死体を解剖する意味は……】


不自然死の死体いわゆる異状死については外から死体を調査するだけでは、その詳細がよくわからない場合があります。そのようなときには死体を解剖する必要があるのです。

犯罪又は犯罪が疑われる死体を解剖する司法解剖は全国一律に各都道府県で同じような扱いですが、犯罪の疑いのないそれ以外の死の場合には各都道府県によって本当の死因を究明するための扱いにはばらつきがあります。

死亡してしまった人は意見も言いませんし、それこそ選挙の票にならないので、切り捨てられているのが現状です。本当の死因を究明するシステムが全国的に統一され、確立される

ように日本法医学会は動いています。死亡した場所が監察医制度のある地域ならば、行政解剖がされますが、そうでないところで亡くなれば、専門家が死因について検討する機会は少なくなります。

解剖は大きく三種類に分かれます。

正常解剖と病理解剖では、解剖する遺族の「解剖承諾書」が必要であると法律で定められています。

1・正常解剖

献体《けんたい》してくださった遺体を、医学部などの施設で身体の仕組みを勉強するために解剖することです。

これは主として、医学部では二年生から三年生ぐらいの間に、身体の筋肉はどのようになっているのか、神経はどこをどう走っているのか、血管はどのようになっているのか、内臓はどんな構造なのかなどを調べるために行なう解剖です。

2・病理解剖

病院で亡くなった人について、それが診断の通りであったのか、あるいは診断されていないような病気が隠されていないか、その病気の広がりは、などといった点を究明するために行なうものです。

3・法医解剖は二つに分かれます。

イ　司法解剖。犯罪死体またはその疑いのある死体について、検察官や警察署長などの嘱託を受けて、そしてさらに、裁判官の「鑑定処分許可状」を得て、法医学の教授、助教授などの学識経験者が行ないます。

ロ　行政解剖。死体解剖保存法第八条に基づいて行なわれます。

犯罪の疑いはないのだが死因が分からない、あるいは伝染病が流行していないかを調査するというような目的で、本当の死因を究明するために監察医が行なう解剖です。監察医が行なう行政解剖は、政令指定都市で施行されることになっていますが、実際には東京二三区内、横浜市、大阪市、神戸市、それに名古屋市のみで行なわれているだけです。なお、京都市と福岡市では廃止しています。

東京都二三区内で施行されている監察医制度では、日本法医学会の「異状死ガイドライン」に該当する死体については、診断や検案にかかわらずすべての異状死体、すなわち病院で経過を見ていた病死者以外のすべてを警察を経由して監察医が年間で約一万体を検案し、場合により行政解剖を年間約二五〇〇体しています。

監察医制度が施行されている地域とそうでない地域では、異状死体に関する行政的な取り扱いに差があることを理解しなければなりません。

第四章　医療裁判とは

医療裁判は氷山の一角

医療事故は最近になって急激に増加したというわけではないのである。以前から発生していたのであるが、テレビや雑誌などのマスコミが注目し、クローズアップされるようになったことで、あたかも増えたように感じられる。

医療事故が発生した場合、患者あるいは家族や遺族が医療関係者にクレームをつけたり、損害賠償を求めたりすると、「医療紛争」に発展する。そして、患者側が裁判を起こすと「医療裁判」となる。

【医療事故が医療裁判に発展する割合は……】

不思議に思われるかもしれませんが、医療事故が起きても、実際に裁判まで発展するケースは、そんなに多くはありません。

最高裁判所の調べによると、地方裁判所で受け付けた医療事故民事訴訟件数は、一九七〇（昭和四十五）に一〇二件でしたが、その後は徐々に増加し、一九九九年（平成十一）には約六七七件、二〇〇三年（平成十五）には九八七件の訴訟が起こされたということです。

【民事判決は「有責」「無責」どちらが多いのでしょうか】

最高裁判所の調査によると、医療に関する民事判決の結果は、一九八七年（昭和六十二）の約一八パーセントが最低で、約三〇～四〇パーセントが損害賠償請求を認められています。

また、二〇〇三年（平成十五）に一審が終了した医療事件は一〇三五件。このうち判決の言い渡しがあったのは四〇六件で、そのうちで原告の請求が一部でも認められたもの（有責）が約四四・一パーセントでした。

一方、五〇八件が和解に至っており、他の民事訴訟に比べると、和解による解決が多いのが、医療裁判の特徴と言ってよいでしょう。

ところで、一九七〇年（昭和四十五）以来の医療裁判で、控訴・上告した判決を検討したところ、一審で損害賠償の支払いを認められた有責判決のうち、控訴審では一転して賠償請求が棄却されたケースが五〇パーセント以上もありました。

【そうすると、患者側が判決で勝つことができるのは三分の一くらいのものですか】

ここが一般の人が大きく誤解しているところです。医療裁判にまで到達したケースでは、半分のケースは裁判所が判決ではなく、このくらいの金額で歩み寄るということでどうかとなり、合意した場合には和解が成立することになります。

残りの三〇パーセントくらいのケースが判決になるのですが、その判決の中の三分の一前後で、患者側が損害賠償を認められているのです。しかし、全体の元の医療紛争の数から見れば、一〇〇の紛争の中で判決まで到達したものは一パーセントしかないという現実を見てみる必要もあります。

私たちが長年のデータを分析した結果では、示談に応じたもの、お見舞い金を受け取ったもの、和解したもの、判決で勝ったものなどを総合すると、医療紛争総数の三分の二程度は、金額の多い少ないにかかわらず、何らかの損害賠償金を得ているということになり、これが日本の医療紛争の現実です。

新聞などで裁判の判決で勝ったとか負けたとか出ていますが、それは医療に関する医療紛争のうち、合意に達せず紛糾しているほんの一部であるということに注意して、データを見ていかなければならないということでしょう。

【医療訴訟の実態は……】

医療に関する民事訴訟では、判決が出るまでに数年かかるため、その年に出される判決件数は、受付件数に比べると少ない。つまり、継続している件数が多いのです。

その数も急増し、一九七〇年（昭和四十五）に三〇八件（継続も含む）だったが、その後は徐々に増加し、二〇〇三年（平成十五）には二〇一五件（継続も含む）、となっています。


【人間の値段というものがあるのでしょうか】


人間の身体は元素で成り立っています。

人体の約三分の二は水分ですから、重量としては酸素がもっとも多く、約六五パーセントです。次に多いのが炭素で、約一八パーセント。その他に、水素、窒素、カルシウム、リン、イオウなどがあります。また、微量ながら金、銀、ストロンチウムなども検出されます。このように、人体は多数の元素で成り立っているのです。

フランス人学者によると、体重が六〇キログラムの人を元素で原価計算すると、約二〇〇〇円ということです。この計算でいけば、体格の大きな人でも一万円を超えることはありません。生まれたての赤ちゃんの体重が三キログラムだとすると、原価計算ではわずかに一〇〇円程度です。もちろん、人の値段は原価計算で算出できるものではありません。

一九八〇年にアメリカ・カリフォルニア州のスタンフォード大学病院で、ある妊婦が出産したのですが、赤ちゃんは出生直後に呼吸困難に陥りました。このときの酸素欠乏が原因で脳障害となったのです。

病院側のミスで脳障害になったということで、一時金と生涯補償年金が支給されることになりました。なんと、その総額は約三二〇億円でした。日本人の感覚からすると、驚くしかありません。

◆大学病院が六六〇〇万円支払いで和解◆

二〇〇四年（平成十六）九月二十八日、東京高裁で大学医学部付属病院で手術を受けた男性の家族と病院の和解が成立した。

この決定で病院側が約六六〇〇万円の和解金を支払うことになる。男性は一九九八年（平成十）、同病院で脳の手術を受けたが、術後に研修医が投与した鎮静剤で重い意識障害に陥ったため、家族らが損害賠償を求めて訴訟を起こしていたものである。

◆静岡医療事故訴訟が和解し、遺族へ四〇〇〇万円◆

静岡の総合病院が適切な処置を怠ったため、肺結核検査を受けた女性が植物状態となったとして、家族らが県に約一億円の損害賠償を求めた訴訟を起こした。

その後の控訴審中に二〇〇四年（平成十六）八月十六日、静岡県が遺族に四〇〇〇万円を支払うことで和解が成立した。

この女性は一九九五年三月、肺結核検査の際に肺から出血して窒息状態となり、植物状態のまま、二〇〇二年（平成十四）三月、六七歳で死亡した。

◆市立病院手術後の急変◆

患児は、出生後、心室中隔欠損、肺動脈狭窄、右心室低形成などの先天性心疾患と診断されていた（手術前は通常の生活を営んでいた）二歳一一ヵ月（事故当時）の男児で、平成十二年三月十三日、H市立病院に入院し、部長B医師と研修医Aがその病棟担当医となった。同月十六日、B医師が執刀医となり、Aは第三助手として手術に加わっていた。手術終了後、午後一時四〇分頃、患児はICUに移された。

ICUでは、患児は気管内挿管による呼吸管理がされ、動脈圧や心電図、体温、中心静脈圧、酸素飽和度等を測定するための各種測定ラインが装着されており、これらのラインが接続された監視モニターがベッドの頭部側に設置されていた。

ＩＣＵ収容後、午後四時頃には、ほとんどの医師が患児のベッドサイドを離れ、午後四時一〇分ころ、Ｃ医師が患児から血液ガス検査のための採血を行ない、この際、ベッドサイドモニターのアラームが切断されたか、あるいは切断されたままの状態で、Ｃ医師はＩＣＵを退出した。その後、患児にはＡがひとりで付き添う状態になっていた。

午後四時二〇分ころ、Ａは、監視モニターの動脈圧数値が「？」マークになっていることに気づき、動脈圧波形がフラットに近い状態だったので、患児左手首のＡラインの取付部の接触不良によるものと判断し、テープで固定されているカテーテルの先端を動かす調整作業を五・六分続けたが、表示が正常にならなかったため、午後四時二五分ころ、他の仕事をしている看護婦に応援を求めた。

応援の看護婦Ｄは、患児ベッドまで来て、患児の様子、モニターの動脈圧波形と心電図波形から即座に心停止と判断し「アレスト」と大声で叫んだ。かけつけたＢ医師が心臓マッサージを開始し、さらに他の医師がカウンターショックを施行、心拍は再開した。この間Ａは心電図が心室細動になっていることに気づかず、心音や脈拍を確かめることもなかった。

事故後、麻酔科主任部長らがセントラルモニターで患児の心電図をリプレイして確認したところ、午後四時一七分ころから三〇分ころまで心室細動であった。

この事故の結果、患児は重度の低酸素性脳症となり、回復はほとんど見込まれない状態になった。

研修医Aは、平成十一年三月に大学医学部を卒業、同年七月からH病院で臨床研修を行なっており、平成十二年二月からはB主任部長他六名が所属する心臓血管外科での研修となっていた。

【事件後の展開は……】

病院は事故の発生を警察に届け出て、病院長、心臓血管外科部長、麻酔科部長、研修医、看護婦ら八名が書類送検されましたが、研修医と麻酔科部長の刑事責任（業務上過失傷害罪）が問われました。

市は、平成十三年五月、病院長ら医師五人を文書による厳重注意、看護婦三人を口頭による厳重注意としました。研修医は平成十二年十月末に退職しており、この処分には含まれていません。

平成十四年二月、家族は、市に対して介護費用など計三億円の損害賠償を求める訴えを広島地裁に起こしました。

【裁判の結果は……】

刑事責任では、ＩＣＵ担当麻酔科部長は平成十四年六月、罰金三〇万円の略式処分となり、業務停止二月の行政処分がだされました。

広島地裁に提起された民事裁判では、平成十五年六月、約二億円を支払うことで和解が成立しました。

研修医に関する刑事裁判は、平成十六年二月四日に判決が出されました。

公判では、弁護人は「被告人は臨床研修医であり、指導責任者または指導医の指示、指導のもとに行なう業務のみを行なうことができたので、術後管理を行なう義務はなく、患児の治療に対して全責任を持つ主治医ではないのだから、患児の異常を発見、対処する義務はない」と主張しました。

広島地裁では、次のように認定しました。

被告人Ａは「上級医の指導の下で研修するとはいえ、（略）単なる研修生ではなく、医師として患者の診察診療に当たるのであるから、一定の注意義務と責任を負うことは当然であり、研修医であるが故に何らの責任も負わないと解することはできない」としました。

　被告人Aは、カンファレンスに参加し、第三助手として手術に関わり、術後の患児に付き添っており「患児の病状や容態を相当程度に把握し得る立場にあり、また患児のベッドサイドには監視モニターがあり、被告人は、医師として、心電図等の基本的な読み取り方や心室細動の波形については知っていたものと認められる」のだから、「被告人は、研修医であるとはいえ、患児を担当する医師として、少なくともその容態を観察するとともに、ベッドサイドモニターを確認し、心室細動などの異常が生じた場合には、直ちに指導医である上級医や他の医師等に報告して被害者の病状悪化、ことに心室細動等による脳障害の招致を防止すべき注意義務があった」と認定しました。

　そして、被告人が監視モニターの心電図波形に注意し、あるいは動脈圧数値が「?」マークを示した際に、心電図波形を確認し、患児の顔色や心音、脈拍等を確認していれば、患児の容態の変化の異常に気づくことができたはずであるのに、「Aラインの調整にのみこだわり、心電図波形の確認や被害者の容態観察を行わず、その変化に気付かなかったために」救急処置が遅れた、との判断を示しました。

　そして、広島地裁は研修医の過失責任を認めましたが、被告人は臨床研修医として上級医の指導の下にあったこと、患児の容態を観察すべき第一次的な義務はＩＣＵを管理・運営する麻酔・集中治療科の医師にあったこと、患児の監視モニターのアラームが切断されていたことなど、他者の過失を指摘し、また、刑事責任（罰金）を問われたのは、他にＩＣＵ担当麻酔科部長のみだったことなどを理由に、禁錮一年の求刑に対し、罰金二〇万円を命じ、この判決は確定しました。

研修医は平成十六年二月に業務停止二月の行政処分となったのです。

研修医が関与し、刑事・行政処分が報じられた医療過誤は別にもありますが、いずれも臨床研修義務化以前の事例であります。厚生労働省が臨床研修省令を改正し、平成一六年度から臨床研修義務化となりましたが、研修医に具体的な指導体制を指示しています。

【刑事責任を問われる医療過誤とはどういうものでしょうか】

医療過誤の場合には、刑法の二一一条の業務上過失致死傷罪が、適用されるかどうかが問題となります。

〔刑法の二一一条、業務上過失致死傷罪〕

業務上必要な注意を怠り、よって人を死傷させた者は、五年以下の懲役若しくは禁固、又は五〇万円以下の罰金に処する。

この業務上過失致死傷罪は、免許を持っている職種の人が業務上必要な注意を怠ることによって、人を死傷させた場合に適用されます。

一般的には、交通事故でケガをさせたり、死亡させたりした場合が一番多いのですが、この場合には自動車免許を得て、交通法規に従って自動車を運転する注意義務が問われることになります。医師・看護師などの場合にも、免許を有する医療従事者が業務上必要な注意を怠ったかどうかが、ポイントになります。

医療過誤の場合には、殺人罪ではないので、最高でも五年以下の懲役、もしくは禁固、または五〇万円以下の罰金に処するとなっています。一九〇五年（明治三十八）に、最初の医療事故に関する判決が出てから、すでに二〇〇〇以上の判決が出ています。

しかし、その中で業務上過失致死傷罪に問われたケースは、損害賠償に関するケースに比べてはるかに少ないのですが、一般的に罰金五〇万円以下の略式命令になっているケースが多いようです。

これらはすべて公表されているわけではないので、総数は分かりませんが、飯田《いいだ》元検事がまとめた『刑事医療過誤』という本が参考になります。この本によると、ほとんどの場合は五〇万円以下の罰金ですが、いくつか禁固刑になっているケースもあり、そのほとんどの場合に執行猶予がついています。

したがって、単純に医療ミスだけで懲役刑を科された人は一人もいないという特徴があります。


【医療過誤のときに、懲役刑になることはないのですか】


通常に医療ミスだけであれば、ほとんどの場合は罰金刑か、あるいは執行猶予つきの禁固刑になっているのが、日本の現状です。

したがって、医療ミスを隠したり、公文書である診断書を偽造したりということをしなければ、懲役刑に問われたケースはありません。しかし、公文書偽造という罪を犯すと、一年以上、一〇年以下の懲役になります。

公務員ではない医師が診断書を偽造した場合には、禁固刑か罰金刑になるということになっています。

◆大学病院看護師の控訴棄却◆

二〇〇〇年二月、京都の大学病院で、看護師が人工呼吸器に消毒用エタノールを誤って注入し、入院患者（当時一七歳）を死亡させてしまった。
この事件で看護師は業務上過失致死罪に問われたが、二〇〇四年（平成十六）七月七日、大阪高裁で控訴審判決公判が開かれ、禁固一〇月、執行猶予三年（求刑・禁固一〇月）とした一審・京都地裁判決を支持して控訴を棄却した。

【医療関係者が免許取消となる場合】

医師の場合、医師法に規定されています。その第四条によると、次のいずれかに該当する者には、免許を与えないことになっています。

一　心身の障害により医師の業務を適正に行なうことができない者として厚生労働省令で定めるもの
二　麻薬、大麻又はあへんの中毒者
三　罰金以上の刑に処せられた者
四　前号に該当する者を除くほか、医事に関し犯罪又は不正の行為のあつた者

そして、「医師が第四条各号のいずれかに該当し、又は医師としての品位を損するような行為のあつたときは、厚生労働大臣は、その免許を取り消し、又は期間を定めて医業の停止

を命ずることができる」（同法第七条）のです。

助産師や看護師の場合は、保健師助産師看護師法の第九条に、次のように記されています。

一　罰金以上の刑に処せられた者

二　前号に該当する者を除くほか、保健師、助産師、看護師又は准看護師の業務に関し犯罪又は不正の行為があつた者

三　心身の障害により保健師、助産師、看護師又は准看護師の業務を適正に行うことができない者として厚生労働省令で定めるもの

四　麻薬、大麻又はあへんの中毒者

以上のいずれかに該当したとき、「又は保健師、助産師若しくは看護師としての品位を損するような行為のあつたときは、厚生労働大臣は、その免許を取り消し、又は期間を定めてその業務の停止を命ずることができる」（同法第十四条）とされています。

【行政処分が重くなっているのでしょうか】

従来では、医療ミスの場合には、隠したり診断書などの偽造をしたりしなければ、行政処

分はせいぜい業務停止一ヵ月から二ヵ月くらいでした。

しかし、二〇〇三年（平成十五）には、たとえば異型輸血で患者が死亡したということで、医師二名には罰金五〇万円でしたが、業務停止が一年という判断が出され、また、抗癌剤を間違って患者が死亡したケースについても、刑事責任は罰金五〇万円でしたが、業務停止は一年となり、以前に比べると業務停止は十倍に重くなったのです。

そうした時期に、私立医大で前立腺の内視鏡手術により患者が死亡するという事件が発生し、実際にドクターが三人逮捕され刑事責任に関する裁判が進行していたのですが、なんと当事者に業務停止二年という決定がなされています。

通常、医療ミスが発生した場合には、刑事裁判の決まるまで、だいたい半年から一年、長くて三年くらいかかります。その間、謹慎しているケースが多いし、学内や病院の中で処分が行なわれている場合が多いのです。そして刑事処分が確定してから、さらに行政処分が出るとなると、特に禁固刑になったような場合では、執行猶予の期間＋アルファーというのが医療停止の期間として推定されています。

そうすると（半年から一年）＋（たとえば執行猶予二年）＋（アルファー）になると、数年間医療ができないということになり、この関係者は医療に復帰できるかどうかという問題が起こっています。

現在の時期は社会的な批判があり、「異様に重い行政処分」となっているのが特徴的ではないかと思われます。

医療訴訟は長期化する

医療訴訟は決着するまで時間と労力がかかるのが常識となっている。「東大ルンバール事件」では、事故発生の一九五五年（昭和三十）九月十七日から、医療側の責任を認めた差し戻し高裁判決が確定した一九七九年（昭和五十四）四月十六日まで、なんと約二三年以上もかかっている。

「腰椎麻酔ショック事件」では、差し戻し高裁で和解が成立するまで二二年も要している。

そして、判決まで五つの法廷を経たケースもある。


【医療訴訟は、なぜ長期化するのでしょうか】

医療に関する訴訟は、一般の人が考えているよりも難しい裁判です。

なぜなら一般の人がおかしいと思うことでも、医療の世界では常識になっていることもあるからです。問題点がどこにあるかを一般の人が指摘できないくらい、複雑な専門的な業務ですので、訴訟が起こったときにも、裁判官といえども医療の専門家ではないことから、どこが問題点なのか掴《つか》みかねています。

裁判官は法律の専門家ですが、医療の専門家である鑑定人に頼る傾向があるのです。そうすると鑑定人として適当な人がどこにいるのか、その人が受けてくれるのかという、鑑定人の選定に時間がかかるということにもなります。

医療に関する裁判を迅速《じんそく》化するひとつの方策として、いくつかの裁判所の中に医療集中部が設けられていて、現実にそれで医療訴訟のスピードアップがはかられています。

しかし、医療訴訟では患者側や医療側のどちらかが不満を持てば、控訴するとか、最高裁に上告するというケースも多いのです。一審判決だけがスピードアップしたからといって、難しい医療裁判が短期間で、直《ただ》ちに解決するという単純なことではないのです。

したがって、第一審の医療集中部で患者側の請求が認められたケースでも、高等裁判所で逆転したり、最高裁判所で判断が分かれたりすることが、医療の裁判ではあり得ることなのです。それぞれの機関で時間を短縮化することは目標であるのですが、裁判が終わるまでの期間が、理論的に考えるほど単純に短縮されると考えるのは早計だと思われます。

【医療訴訟の長期化で影響はあるのでしょうか】

医療訴訟の中には二〇年以上にわたって、最終判決が出ていないとか、確定していないケースもあります。そのようなケースでは被害者が長い期間にわたって、非常に不安定な状況におかれています。

また、仮に一審判決で多額の賠償金を得ても、それが控訴で取り消されたり、その後の最高裁で覆るなどの例もあります。そういう点では、医療訴訟の短期化は非常に大切な目標とされています。

一方で、長期間にわたり被害者が救済されないのではないかということも懸念《けねん》されています。しかし、医療訴訟が長期化しているためにどんなところに影響があるかということをもう一度考えてみる必要があります。

というのは、現在一般の銀行に預金した場合には、定期預金でも一パーセントを下回る利息しかつきませんが、この医療裁判を含めた訴訟の場合には、年間の法定利息は五パーセント（五分）となっています。このことで新たな問題が派生しているのです。

つまり、損害賠償金が一審で支払われた場合に、その金額を銀行に預けたとしても利息は一パーセント以下ですが、もし控訴審判決でそれを返せということになると、その間の利息は五パーセントとなり、その期間が長引いている場合には、定期預金の差額も損害として支払わなければいけないことにもなりかねないのです。

一方、最終的にある一定の金額の確定判決が出た場合には、もし三〇年も争っていたことになると、もともとの賠償額に五パーセントの利息を複利計算された金額が加わります。十年と少しで元の金額と同額の利息になるため、医療訴訟の長期化は、利息の面でも大きな問題となっているのです。

◆手術に過失と遺族が訴訟し、結審までに約二〇年◆

当時四八歳の男性が右側顔面痙攣のため、一九七七年（昭和五十二）頃から国立K大学病院麻酔科で治療を受けていたが、症状が悪化してきたので、神経減圧術を勧められ、一九八二年（昭和五十七）一月、同病院神経外科を受診した。

手術は同年五月十七日午前八時五〇分に始まり、午後三時五〇分頃に終了した。

ところが、翌十八日午前零時頃、小脳上槽、小脳中部の上部周辺と第四脳室に血腫が生じ、閉塞性水頭症になってしまった。

午前二時頃から、脳室ドレナージ術が施される。午後七時二五分頃から頭蓋骨を一部切除するため、後頭蓋窩外減圧術が施された。しかし、術後も意識が回復せず、七月二十日に死亡した。死因は、開頭術後脳幹障害だった。

このため、手術操作に過失があったとして、遺族が民事訴訟を起こした。

一審の神戸地裁、二審の大阪高裁とも遺族側の訴えを退け、医療側は無責となった。遺族が上告した結果、最高裁は一九九九年(平成十一)三月二十三日、大阪高裁の判決を破棄し、審理を高裁に差し戻すことになった。

差し戻された大阪高裁は二年後の二〇〇一年(平成十三)七月二十六日、手術の過失を否定する一方で、小脳半球切除術による救命の可能性を認めた。そして、慰謝料一〇〇〇万円と弁護士費用二〇〇万円を支払うよう医療側に言い渡した。

遺族側と病院側の双方が、この判決を不服として上告した。

しかし、最高裁は二〇〇三年(平成十五)四月二十四日、いずれの上告も退け、差し戻し高裁の判決が確定した。

【医療訴訟を短期化できる方法はあるのでしょうか】

全国の専門医らで組織する医療事故調査会（森功・代表世話人）は、現行の司法制度の問題点を指摘しています。

裁判官の多くが医療の知識に乏しいので、医療紛争に十分な対処ができません。それを打開するためにも、患者の救済制度をつくり、同時に医師やそれ以外の有識者に一般市民も加わった「審判制度」が必要だと同調査会は提案しています。

青森地裁は鑑定人の選定期間を短縮するため、二〇〇四年（平成十六）から「鑑定人推薦委員会」を発足させています。

また、「医療集中部」を設けて医療訴訟のスピードアップを図ろうとする地裁も、東京、大阪、千葉、さいたま、横浜など全国で八地裁あります。

医療水準

未熟児網膜症訴訟の最初の判決となった「日赤高山《たかやま》病院未熟児網膜症訴訟」の一審判決では、医師に高度な注意義務を求め議論となったが、その最高裁判決(昭和五十七年三月三十日）では、求められる医療水準を「診療当時のいわゆる臨床医学の実践における医療水準」

と示し、他の未熟児網膜症訴訟最高裁判決(平成四年六月八日)でも、この判断が引用されていた。その後、平成七年六月九日に「医療水準」に関する貴重な最高裁判決が出された。

◆未熟児網膜症姫路事件◆

昭和四十九年十二月に在胎三一週、体重一五〇八グラムの未熟児として出生し、同日別の姫路の病院に転院し、小児科の「新生児センター」に入院した。小児科の医師が担当医となり、保育器に収容し、同日から昭和五十年一月二十三日までは保育器内で酸素投与を継続し、その後は酸素ボックスによる酸素吸入をした。

この間、昭和四十九年十二月二十七日、その病院眼科の医師による眼底検査を受けたが、眼底に格別の変化がなく、次回検診の必要なしと診断した。その後、昭和五十年二月二十一日の退院時まで眼底検査は全く実施されなかった。

退院後の三月二十八日、その眼科医師による眼底検査を受け、異常なしと診断されたが、四月九日、同医師により眼底に異常の疑いありと診断され、同月十六日、県立こども病院眼科で診察を受けたところ、既に両眼とも未熟児網膜症瘢痕《はんこん》期三度であると診断された。Ａの訴訟時の視力は両眼とも〇・〇六であった。

【未熟児網膜症とは……】

未熟児網膜症の予防法・治療方法の展開について、裁判所は次のように認定しました。

「未熟児網膜症は、在胎三二週未満、出生体重一六〇〇グラム以下の未熟児に多く発生する未熟な網膜に起こる血管の増殖性変化を本態とする疾病であって、最悪の場合には、網膜剥離から失明に至る。患児の網膜血管の発達の未熟性を基盤とし、酸素投与が引き金となって発症することがあることは否定できないとされているが、その正確な発症機序についてはいまだに不明な点が多い」。

「天理《てんり》よろず相談所病院の眼科医永田誠は、昭和四十二年秋の日本臨床眼科学会において、同年三月に光凝固法を施行して病勢の進行を停止させることに成功した旨を報告し、昭和四十三年四月、この報告が雑誌「臨床眼科」に掲載され、注目された。そして、昭和四十六年ころから、各地の研究者によって光凝固法の追試が行われ、光凝固法が本症の進行を阻止する効果があるとの報告が相次いだ」。

「厚生省は、昭和四十九年本症の診断と治療に関する統一的基準を定める目的で研究班を組織し、同研究班は、昭和五十年三月、診断基準を作成・発表、同年八月、雑誌『日本の眼科』

に掲載された」。
姫路の病院においては、「昭和四十八年十月ころから、小児科医のD医師が中心になり本症の発見と治療を意識して小児科と眼科とが連携する体制をとり、眼底検査は眼科のE医師が行い、眼底検査の結果本症の発生が疑われる場合には、光凝固法を実施することのできる県立こども病院に転医させることにしていた」。

【裁判では……】

大阪高裁（平成三年九月）では、次のように医療水準を判断し、一審と同様に原告の請求を棄却しました。
医師の注意義務は「診療当時のいわゆる臨床医学の実践における医療水準であり」、「Aが出生した昭和四九年当時、光凝固法は、有効な治療法として確立されていなかったものであり、治療基準について一応の統一的な指針が得られたのは厚生省研究班の報告が医学雑誌に掲載された昭和五十年八月以降であるから」、「担当医師において、未熟児に対し定期的眼底検査及び光凝固法を実施すること、あるいはこれらのために転医をさせることが法的義務として確立されていたものとすることはできない」として、病院の責任を否定した。

最高裁（平成七年六月九日）では、この高裁判決を次のように否定しました。

「有効性と安全性が是認された治療法は、通常、先進的研究機関を有する大学病院や専門病院、地域の基幹となる総合病院、そのほかの総合病院、小規模病院、一般開業医の診療所といった順序で普及していく。」

「当該疾病の専門的研究者の間でその有効性と安全性が是認された新規の治療法が普及するには一定の時間を要し、医療機関の性格、その所在する地域の医療機関の特性、医師の専門分野等によってその普及に要する時間に差異があり、その知見の普及に要する時間と実施のための技術・設備等の普及に要する時間との間にも差異があるのが通例であ」る。

従って「ある新規の治療法の存在を前提にして検査・診断・治療等に当たることが診療契約に基づき医療機関に要求される医療水準であるかどうかを決するについては、当該医療機関の性格、所在地域の医療環境の特性等の諸般の事情を考慮すべきであ」る。

「そして、新規の治療法に関する知見が当該医療機関と類似の特性を備えた医療機関に相当程度普及しており、当該医療機関において右知見を有することを期待することが相当と認められる場合には、特段の事情が存しない限り、同知見は同医療機関にとっての医療水準であるというべき」。

姫路の病院は、既に昭和四九年には、他の医療機関で出生した新生児を引き受けてその診療をする「新生児センター」を小児科に開設しており、「病院の医療機関としての性格、患者が病院の診療を受けた昭和四十九年十二月中旬ないし昭和五十年四月上旬の兵庫県及びその周辺の各種医療機関における光凝固法に関する知見の普及の程度等の諸般の事情について十分に検討することなくしては、本件診療契約に基づき病院に要求される医療水準を判断することができない」ので、それらの検討を求めて高裁の判決を破棄し、審理を高裁に差し戻しとした。

差し戻し高裁（平成九年十二月）では、あらためて病院近隣の公立病院での未熟児網膜症に対する診療体制を検討し、二〇四〇万円の支払いを命じた。

【他の未熟児網膜症裁判は……】

調べうる範囲では、昭和四〇～五〇年代に、全国で約六〇件、約一四〇名の患児の未熟児網膜症訴訟が提起されており、診療側に賠償責任ありと認定された事例は約一〇名、損害賠償支払請求が棄却された事例が約一三〇名でありました。

つまり、出生時期と医療水準としての「その病院の診療体制」との裁判所の判断が、その病気に対する治療法の評価として重要であります。

従来の「日本全国一律の医療水準」から、「求められる医療水準は、その医療機関の性格、地域の医療環境の特性など諸般の事情を考慮すべき」というこの最高裁の判断は影響力の大きい判決といえましょう。

カルテ改ざんと隠蔽工作

医療ミスで患者が死亡した場合、適切な対応さえしていれば、医療スタッフは業務上過失致死傷罪（刑法二一一条）に問われるだけである。

しかし、対応を誤ると、さまざまな問題が生じることになる。

◆カルテの改ざんが一〇年間で一〇九件◆

二〇〇四年（平成十六）七月十日、全国の医療過誤訴訟を調査した弁護士グループが、大阪市内で開かれたシンポジウムで、医療機関によるカルテ隠しや書き換えの事例が一〇年間に一〇九件あったと報告した。

この弁護士グループは、一九九三年から二〇〇二年にかけて主要法律雑誌で判決が掲載された医療過誤訴訟において、原告側代理人となった約七〇〇人の弁護士にアンケートを送付し、うち九六人から回答を得ている。カルテや看護記録を改ざんした思われる事例のうち、判決で不正が認められたのは、たったの九件だったということである。

◆消毒剤注射事件◆

一九九九年（平成十一）二月十一日（休日）午前九時ころ、患者Dさん（五八歳、慢性関節リウマチ）の左手中指の滑膜切除手術後、点滴注入口を血液凝固防止剤でロックするヘパロックにあたり、看護婦（当時）E子が誤って患者の床頭台に置いた消毒液入り注射器を用いて看護婦G子がこれを注入したところ、Dさんは急変、当直医が救命処置を施行したが死亡した。来院した主治医Cは、午前一〇時四四分、Dさんの死亡確認後、看護婦による誤薬投与の可能性を伝えないまま、親族から病理解剖の承諾を得た。

十二日午前八時三〇分ころから小会議室でB院長を含む病院幹部による対策会議がもたれ、事故発生を警察に届出ることにし、医事課長が東京都衛生局病院事業部に電話連絡した。これに対し、同部A副参事は、事業部長らと相談のうえ、病院庶務課長に自ら赴く旨を伝え、また、警察への届出を待たせたため、対策会議では警察への届出を保留した。Aは午前一一時ころ病院に到着し、対策会議に出席、結局、遺族が病理解剖を承諾したので警察に届け出ないことになった。同日午後、病院内で病理解剖が行なわれ、病理医はB院長に九〇パーセント以上の確率で事故死であると思う旨の解剖所見を報告した。

二十日、Bらが遺族を訪ねたところ、事故であることを認めるよう詰め寄られ、同日中に渋谷警察署に届け出た。

三月十日には、遺族からDさんの死亡診断書、死亡証明書作成の依頼があり、医師Cが院長Bらに死因についての記載を相談したところ、「死因を急性肺血栓塞栓症による病死」とする旨まとまり、医師Cは「死因を外因死や不詳の死ではなく、病死あるいは自然死」であると死亡診断書、死亡証明書に記載した。

その後三月十六日、マスコミ等の知るところとなり、事件の発生が公《おおやけ》になったのである。

平成十二年三月三日、渋谷警察署は関係者九名を書類送検し、東京地検は六月一日、副参事A、院長B、看護婦E子、看護婦G子を在宅起訴し、主治医Cを略式起訴とした。

【都立病院の注射ミス事件で、起訴された五名の罪状は……】

略式起訴された主治医Cは、医師法第二一条（異状死体等の届出義務）違反に問われました。「医師は、死体又は妊娠四月以上の死産児を死体検案して異状があると認めたときは、二四時間以内に所轄警察署に届け出なければならない（罰則は当時罰金五万円以下であった）」からです。

主治医Cには、すぐに東京簡易裁判所から罰金二万円の略式命令が出ました。

この年の十二月、東京地裁で看護婦（当時）二名に判決が下されています。注射器を置いた看護婦Eは業務上過失致死罪（刑法第二一一条）で禁固一年（執行猶予三年）が、注射を行なった看護婦Gには業務上過失致死罪で禁固八月（執行猶予三年）が、それぞれ言い渡され、二人は控訴しなかったので、判決は確定しました。

B院長とA副参事には二〇〇一年（平成十三）八月三十一日に判決が出ました。

B院長は、虚偽有印公文書作成・同行使（刑法第一五六条・第一五八条）の罪で懲役一年（執行猶予三年）と医師法二一条違反として罰金二万円が言い渡されています。異状死体等届出義務に違反したとされていたA副参事には、無罪の判決が出ました。

その後、B院長は高裁に控訴し、さらに最高裁に上告しましたが、平成十六年四月十三日にこの刑が確定しました。

【有罪になった地方公務員は免職になりますか】

B院長は都立病院の院長なので、東京都の公務員ということです。そこで、虚偽有印公文書作成・同行使の罪に問われました。、私立病院に勤務していた場合だと、虚偽診断書等作成（刑法第一六〇条）の罪になるのです。

なお、地方公務員は、禁固以上の刑が確定すると、地方公務員法によって免職になります。二人の看護婦は、これに該当したので、免職処分になりました。

東京都では、起訴に先立つ一九九九年（平成十一）十月、四名に行政処分を行なっています。看護婦Eを二月、B院長を一月の停職とし、主治医Cと看護婦Gを戒告としました。

この処分の後、B院長は退職しています。主治医Cは二〇〇一年（平成十三）五月の厚生労働省の医道審議会で業務停止三月の行政処分を受けています。

医道審議会の看護婦倫理部会は同年十二月、看護婦Eを業務停止二月、看護婦Gを業務停止一月の行政処分を行ないました。

〔刑法第一五五条（公文書偽造等）〕

行使の目的で、公務所若しくは公務員の印章若しくは署名を使用して公務所若しくは公務員の作成すべき文書若しくは図画を偽造し、又は偽造した公務所若しくは公務員の印章若しくは署名を使用して公務所若しくは公務員の作成すべき文書若しくは図画を偽造した者は、一年以上十年以下の懲役に処する。

〔刑法第一六〇条（虚偽診断書等作成）〕

医師が公務所に提出すべき診断書、検案書又は死亡証書に虚偽の記載をしたときは、三年以下の禁錮又は三〇万円以下の罰金に処する。

◆患者の死亡で医師が証拠隠滅容疑◆

二〇〇一年（平成十三）三月、東京の私立医科大病院で、心臓手術を受けた小学生（当時十二歳）が人工心肺装置の操作ミスで死亡するという事件が発生した。警視庁は翌年六月二十八日、手術に携わった医師を業務上過失致死容疑で、手術チームの統括責任者だった医師を証拠隠滅容疑でそれぞれ逮捕した。

捜査一課の調べによると——

業務上過失致死に問われた医師は、三月二日に行なわれた手術で、人工心肺装置の操作を担当していた。心臓の心房中隔《しんぼうちゅうかく》に開いた穴を縫《ぬ》い合わせる手術をした際、心臓への血流を止めようと、体外に取り付けた人工心肺装置のポンプの回転数を上げすぎたようだ。

その結果、小学生の脳に一〇分以上血液が循環しなくなったにもかかわらず、必要な回避措置をとらなかったため、小学生を三日後の同月五日に死亡させたという。


【東京の私立医科大のカルテ改ざんは重罪】


この医療事故は、単なる医療ミスで終わりませんでした。医師が医療記録を改ざんするという、事実が明らかになったからです。

医療ミスで医師が逮捕されたのも、極めて異例でした。

証拠隠滅容疑で逮捕された医師は、小学生が死亡した当日、手術ミスを隠すための行動に出ています。手術後の小学生の瞳孔数値は六～七ミリでした。ところが、瞳孔数値を四ミリとする虚偽の内容を看護師長に指示して、集中治療施設（ＩＣＵ）の看護記録に記載させたのです。

この事件では、改ざんに協力したとして、看護師長と臨床工学技士も証拠隠滅容疑で書類送検されましたが、医学界に大きな波紋を呼ぶ逮捕劇でした。

裁判では、証拠になることを知りながら、医療記録などを改ざんしたことは、遺族の気持ちを踏みにじる悪質な行為とみなされました。医療記録を改ざんした医師は二〇〇四年（平成十六）三月、懲役一年執行猶予三年の有罪判決を受け、刑が確定しています。

〔刑法第一〇四条（証拠隠滅等）〕

他人の刑事事件に関する証拠を隠滅し、偽造し、若しくは変造し、又は偽造若しくは変造の証拠を使用した者は、二年以下の懲役又は二〇万円以下の罰金に処する。

◆私立医大の医師三人逮捕◆

二〇〇二年（平成十四）、私立医科大学分院で、六〇歳の男性が前立腺ガンの摘出手術の際に死亡した。執刀に当たった医師三人が、開腹を伴わない腹腔鏡手術に興味を抱いたのが原因だった。

「手術で実績を出して評価を上げたかった」などの動機で腹腔鏡手術を行なったが、その後の処置が不十分であったため、患者が死亡した。医師三人は逮捕された。

◆執刀医ら減給一カ月の懲戒処分◆

二〇〇四年（平成十六）二月に、福島県の県立病院で胆のう摘出手術を受けた七十代の女性が再手術後に死亡した。

福島県は同年九月三十日、術後の腹部レントゲンの読影ミスが事故につながったとみなして、執刀した医師ら二人を減給一カ月の懲戒処分にした。

【医療側に、厳しい刑事責任や行政処分を求める声が高まってきたようだが……】

従来、医療ミスが発覚した場合の刑事責任としては、罰金五〇万円という判決がほとんどでした。これには理由があります。

公務員は禁固以上の罪になった場合、免職あるいは失職するという条文があるため、罰金五〇万円という刑罰が多かったのです。

しかし、都立病院の消毒剤注射事件のように、公務員である医師が公文書に虚偽記載した場合には、刑法第一五六条により、懲役一年以上一〇年以下に該当します。そこで、死亡診断書に病死とした虚偽記載に関しては、懲役一年執行猶予三年という重い罪が最高裁判所で確定したのです。

この事件では、患者の夫ら遺族五人が、都などを相手に総額一億四五〇〇万円余の損害賠償を求める訴訟を起こしました。その判決が二〇〇四年（平成十六）一月三十日に東京地裁であり、裁判長は元病院長と元主治医に事故を隠蔽した個人責任も認定し、総額六〇〇〇万円の支払いを命じています。

医療ミスの中でも、たとえば血液型を間違えて輸血する、薬を間違えて与薬する、ガーゼや鉗子《かんし》などの器具を腹腔内に残置する、患者の左右を間違える、あるいは人を間違えて手術するというようなケースについては、従来であれば罰金五〇万円、業務停止一カ月から二カ月というのが相場でした。

ところが、最近ではこのようなケースについても、医業停止が一、二年というような判断がメドとなるような時代に変わってきています。つまり、刑事責任が厳しく問われると同時に、行政処分が厳しくなっているというのが現状です。

私立医大分院の死亡事件では、刑事裁判が提起されています。二〇〇四年（平成十六）三月には、裁判中の医師二名について業務停止二年の行政処分が決定されました。また、その当時の上司だった診療部長にも、業務停止三カ月の行政処分が決定しています。

医療事故が起きても、その原因をほとんど追及しないのが、日本という国でした。しかし、これからはそうはいかないでしょう。何よりも大切なのことは、彷徨《さまよ》う患者の霊から教訓を得ることです。それが医療にたずさわる医療関係者の責務ではないでしょうか。

第五章

病院の医療事故対策

医療事故が起こったら……

不幸にして医療事故が発生した場合、どう対処すればよいのであろうか。

冷静な対処が望まれるが、いざ事故に直面すると、あわてふためいてしまうのが現実である。しかし、最低限の心構えだけはしておきたいものである。

【事故が発生したら、病院側はなにをすればいいのでしょうか】

医療事故に直面した場合、

①同僚医師・看護師に応援を仰ぎ、救急処置に全力を尽くす
②上司・専門家などに報告し、指示を仰ぐ
③家族・遺族との対応について
④警察官・検察官の事情聴取に対して
⑤医療事故の情報交換に協力する

以上の五つのポイントが大切です。

◆幼児が転送中に急変◆

幼い男の子が金曜日、発熱のため近所の病院で受診し、その日は帰宅した。土曜日になっても症状が改善せず、日曜日にはさらに症状が悪化したため、休日診療所で受診した。その後、地域の基幹病院に入院することになった。

そのとき、基幹病院の小児科の医師が、「仮性クループ」という診断を下し、男の子の母親に説明した。

酸素吸入、ステロイド注射、抗生物質の与薬などの治療が行なわれたが、呼吸状態が改善しないため、子供専用のＩＣＵのある病院に転送されることになった。

しかし、男の子は転送中に呼吸が止まってしまった。病院に到着後、心臓マッサージなどを受けたが、死亡が確認された。

【同僚医師・看護師に応援を仰ぎ、救急処置に全力を尽くすには……】

紹介した実例は、著者が相談を受けた事例です。医療事故が発生したとき、当事者は気が動転していることが多いので、必ず周囲の医師や医療関係者の応援を求め、救急処置に万全を尽くし、悪結果回避義務を実行することです。応援医師などは、比較的冷静に患者やその家族に対処してくれるでしょう。

また、普段使う医療器具は、定期的に点検しておく必要があります。医療機器の電池切れにも注意します。救急処置は、頭で理解しているだけではなく、いつでもどこでも行えるようにしておくことが大切です。

【上司や専門家などに報告して、指示を仰ぐには……】

頭が混乱している当事者だけで処理しようとしないで、早急に上司や経験の深い専門家の意見を聞いて対処することが望ましいでしょう。

このケースでは、主治医と看護師は、事務長などに経過を報告しましたが、まず「仮性クループ」で死亡したという判断でよいか、異状死体として警察に届けるか、という問題がありました。

【家族や遺族にどのように対応したらいいのでしょうか】

患者の家族や遺族は、突然の緊急事態に興奮しています。病状の説明には、同僚医師や看護師など複数の関係者が立ち会い、誠意ある態度で臨むことが大切です。

このケースでは、思わぬ展開が待っていました。男の子の父親が暴力団の構成員だったのです。

著者がアドバイスしたのは、

①相手からの申し入れに対して、絶対に一人で会わないこと
②電話を録音できる態勢にすること
③自宅にも電話が入る可能性があるので留守録にすること

などでした。

そして、相手方に連絡をする場合でも、一人で行なわないことです。院長室などから上司の立ち会いで電話をし、できれば録音すべきでしょう。もちろん、病院長や事務長の指示を仰ぐとよいでしょう。

もし、相手が金銭を要求したときには、刑法の恐喝罪に問われることになります。重要な証拠として、録音しておくことが大切です。

この場合、大至急やるべきことは、医学的な検討です。患者の診療にどんな過失が認められるのかを、しっかりと把握しなければなりません。最終的に、解剖結果の内容がわかれば、それに従って対応していくことになります。

【警察官・検察官の事情聴取には……】

業務上過失致死傷の疑いで司法解剖が行なわれたり、被疑者として取り調べを受ける場合があります。

その場合、カルテや看護記録などに基づき、客観的・医学的観点から首尾一貫した説明をすることとです。また、注射器や残存する薬液などの重要な証拠は、なくさないように注意します。もし、証拠をなくした場合、証拠隠滅を図ったと疑われかねません。

【医療事故の情報交換に協力するには……】

医療に関する事故は、自分の医療機関だけで発生する危険性が高いわけではありません。そこで、しかるべき機関によって情報を交換することが大切です。

とくに薬剤ショックや誤薬などの情報は、死亡しないケースでも重要な情報となりますので、お互いのために協力することが望まれます。

【医療事故への対応　まず謝ることから始めては……】

『JAPAN MEDICNE』（二〇〇三年十一月十四日）に次のような記事が掲載されていました。

〈日本人の感覚からすれば、いささか不思議な法律が二〇〇一年一月にカリフォルニア州で施行された。交通事故などの際、当事者が相手に向かって「アイムソーリー」と謝っても、過失を認めた証拠にはしないという法律だ。

俗に「アイムソーリー法」と呼ばれている法律で、同様の法律はマサチューセッツ州でも八六年に立法化されている。

日本人が米国に旅行したりする場合、注意事項として真っ先に説明されるのは、「むやみに謝ってはいけない」ということだ。「訴訟社会の米国では、謝ることで過失を認めたことになってしまう」と注意された経験はだれにでもあるだろう。〉

【ハーバード大学医学部グループの挑戦とは……】

日本大学とニューヨーク大学・ハーバード大学の三大学が共同して、日大会館で「リスクマネジメント」の国際シンポジウムを開催したことがありました。そのとき経済や航空機事故とともに医療事故についても議論され、著者も参加しました。

ハーバード大学医学部グループ（多数の関連病院を持っている）では、高額な医療事故賠償金のために破綻《はたん》していた医療賠償保険会社から離脱して、新たに保険会社をおこし、危機管理と安全対策について独自に取り組んでいました。このことを財団理事長のマッカーシー氏と佐藤《さとう》副理事長からレポートしていただいたのです。

その一つの成果が「アイムソーリーと言おう」運動でありました。

つまり、重大な事故が発生したときには、積極的に「アイムソーリーと言おう」ということだったのです。その結果はどうかと固唾《かたず》を呑んで見守っていたところ、「文句を言われるケースが三倍に増加した」とのことでした。

ここまでは一般に記者の取材でも判っていたことです。しかし、その後のレポートは衝撃的でした。「文句を言われるケースが三倍に増加したが、賠償額は何と三分に一に減少した」というのです。そして、浮いたお金で医療安全のための教育教材や、シミュレータを開発しているということでした。

国を超《こ》えて、考えていることは同じだと確信したのです。問題は「アイムソーリー」を日本語でなんと言うかです。著者は以前から、予想外の病態で死亡したときには、「ご愁傷《しゅうしょう》様《さま》です」と心から言うことを勧めてきました。

先日ある会合でこの話をしたら、「お役に立てなくてすみません」であるとか、「力およばず申し訳ありません」とかの意見が続出しました。

事実を隠さず、過失のある事例では早期に謝罪し、被害者に賠償することによって、将来のある若手医師・看護師などの経歴に傷がつかないように嘆願書を書いてくれるような御遺族も、日本にたくさんいることを経験しています。そのためにも、早期に「アイムソーリーと言おう」運動を提唱しているのです。

真の事故原因の究明へ……

医療機関側では医療事故防止に重大な関心をもっていて、種々の対策を講じている。なかでも注目されているのがリスクマネジメントである。犯人探しではなく、真の事故原因を究明し、事故防止のシステムを構築し、事故を減少させることにある。

なおインシデント事例とは事故には至らないニアミスで「ヒヤリ」とか「ハッ」とした場合をさしている。エラーを犯してしまったときに他の医療従事者がみつけてくれたり、寸前になって気がついて大事にいたらなかったなどの場合で「ああ、ヒヤリとした」とか「ハッと気がついた」ことで、幸せなことに発生前に医療事故を防御できたことである。

【医療事故報告とインシデントレポートはどう違うのでしょうか】

医療事故報告とインシデントレポートは目的が根本的に異なります。

医療事故報告には当該の病院、医療機関、医療施設は正式に対応しなければなりません。患者に重要な損害が生じた場合の報告は、過失の判断、事後対応、再発予防の目的で報告書が作成されます。

インシデントレポートは事故予防と教訓を共有するために作成され、報告は体験者の自主性により行なわれるもので、報告者の負担感をできるだけ軽くする書式が望ましいのです。報告者の匿名《とくめい》性を守るためには無記名での報告も考えられます。なお、人事管理には使用しないことが大切です。もし、人事の査定などの評価に使用されるようになると報告がしづらくなり、これからも同じような事態が発生しても見過ごしてしまうことになるでしょう。

インシデントレポートを医療行為に役立てるためには、扱う委員会は院長以外の副院長や看護部長などが責任者になることです。レポートは医療事故防止以外の目的には絶対に使わないこととし、レポートの分析結果はただちに当該医療機関の医療従事者全員に還元し、報告することです。また、一年後には原本を廃棄するなどの内部規定を定めることも必要です。

では、インシデントにはどんな事例が見られるのでしょうか？　平成十一年度の厚生科学研究「医療のリスクマネジメントシステム構築に関する研究」（主任研究者・川村治子氏）が、一万一一四八例を収集して詳細に分析し検討した報告を、参考にしてみましょう。

「療養上の世話」に起因する事故では、転倒、転落、誤嚥《ごえん》、誤飲、熱傷、凍傷、入浴に関すること（転倒、熱傷、溺水、急変）、排便に関すること、自殺、自傷、無断離院、外泊、外出、院内での暴力や盗難などがあります。

「医師の指示に基づく診療の補助業務」に起因する事故では、与薬（内服、外用薬）、注射、点滴、輸血、麻薬に関すること、機器類操作に関すること、チューブ類のはずれ、検査に関すること、手術に関すること、分娩に関すること、医療ガス（酸素、笑気など）に関することなどがあります。

「観察、情報に関する業務」に起因する事故では、患者観察、病態の遅れ、情報の記録、医師への連絡の遅れ、患者及び家族への説明、接遇に関することがあります。

その他では設備、備品、環境に関すること、院内感染に関すること、その他です。

インシデントレポートから学んだ事例からリスクへの対応は個人、部門、組織全体がそれ

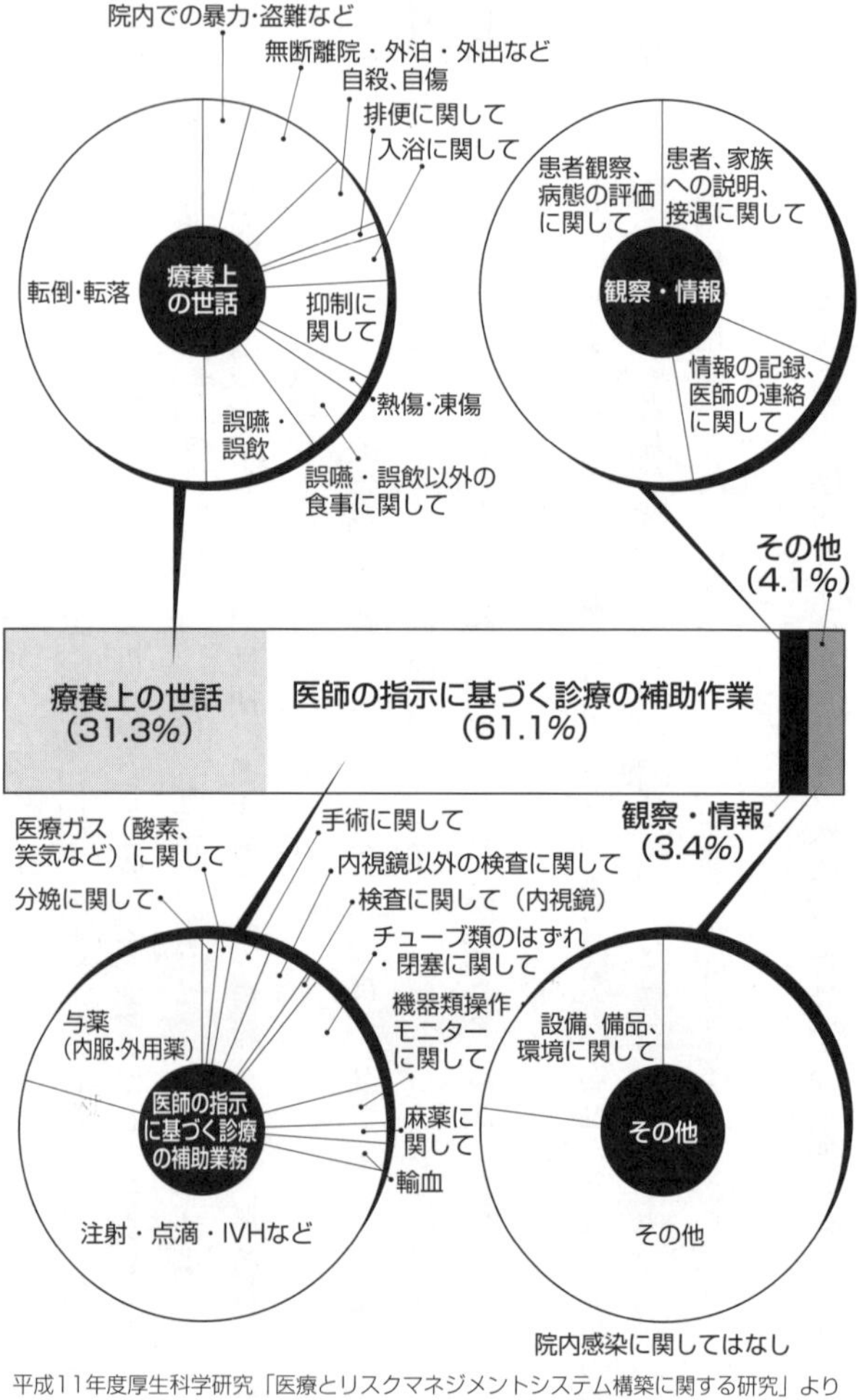

平成11年度厚生科学研究「医療とリスクマネジメントシステム構築に関する研究」より

看護におけるヒヤリ・ハット事例数

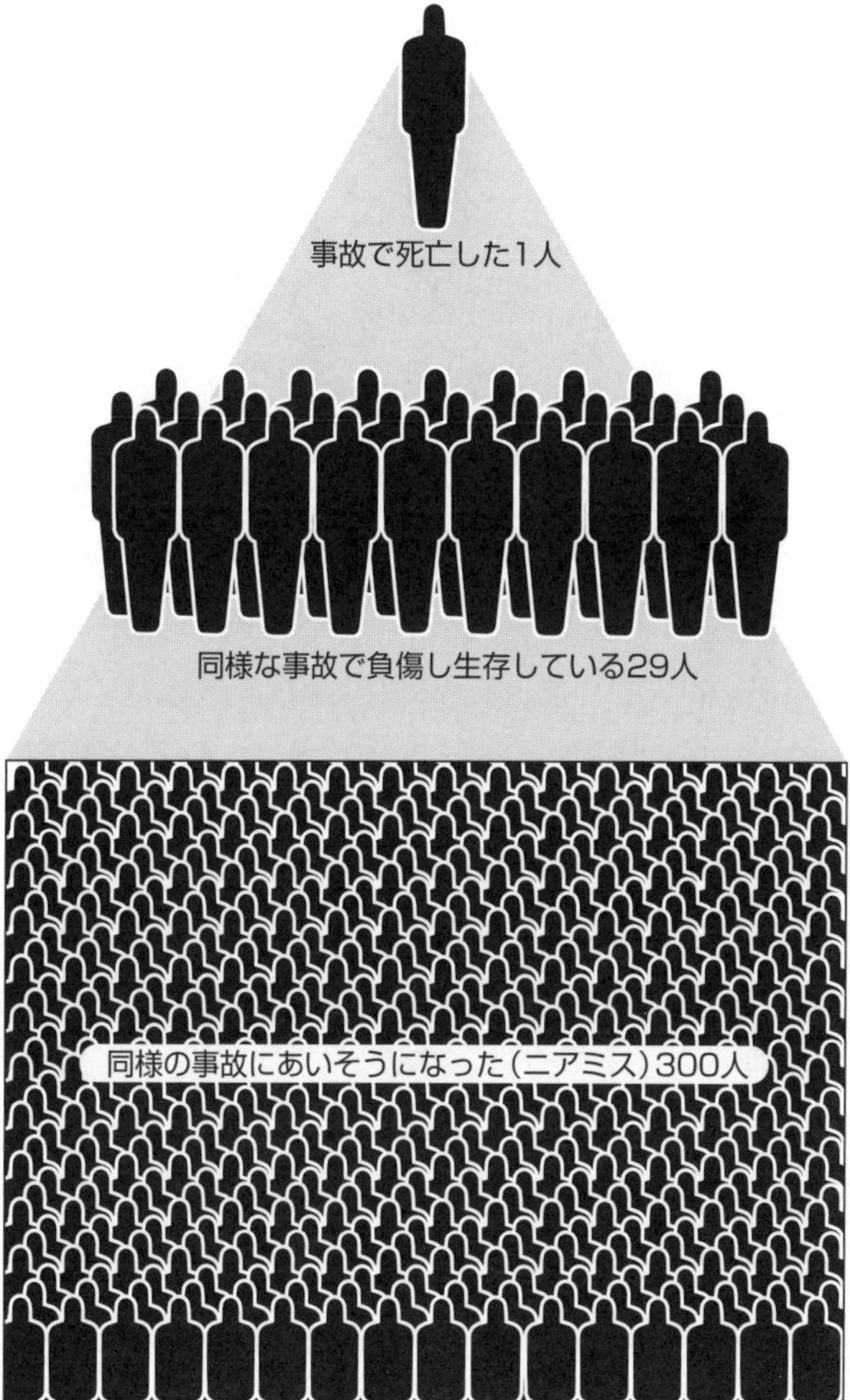
事故で死亡した1人
同様な事故で負傷し生存している29人
同様の事故にあいそうになった（ニアミス）300人

ハインリッヒの法則

ぞれ個別に対応するだけではなく各個の分野で垣根を乗り越えて事故防止努力を共有する必要があります。他の部門との協力の例として、注射エラーの防止には医師や薬剤部門の協力が欠かません。

ニアミス、あるいは「ヒヤリ・ハット」

与薬ミスや機器の誤操作などによって医療「過誤」が発生したが、幸いにして「事故」には至らなかった。こんな事例を「ニアミス」と呼んでいる。

看護師の間では、「ヒヤリとした」「ハッとした」という意味を込めて、「ヒヤリ・ハット」と呼ばれるのが普通である。

【ニアミスが発生している割合は……】

労災関係でよく使われる「ハインリッヒの法則」というのがあります。

ある人が事故で死亡した場合、同じような事故で負傷して生存している人がおよそ二九人おり、あわや事故に遭遇しそうになった人が三〇〇人いるという法則です。負傷者の二九人は覚えにくいので、三〇人と考えても良いでしょう。

この法則を、医療事故に適用してみましょう。すると、医療事故で死亡した一件の背景には、三〇件の傷害が発生しており、三〇〇件のニアミスが全国で起きているということです。いずれにしても、一件のニアミスを発見したとき、それを見逃さないことが、何よりも大切でしょう。

ニアミスの先に、大きな事故が待ちかまえているからです。その大事故を見通して、事故防止の対策を練らなければなりません。それが求められているリスクマネジメントです。

◆横浜市の「ヒヤリ・ハット」は年間五三三九件◆

横浜市は、市立の四病院で二〇〇三年（平成十五）度に起きた医療事故や、事故には至らなかったものの、医師や看護師らが「ヒヤリ」や「ハッ」とした事例（計五三三九件）の報告を公表した。

その内訳では、市民病院二四一七件（前年度二三七三件）、K病院九〇一件（同一一八〇件）、脳血管医療センター一九六三件（同一四八三件）、アレルギーセンター五八件（同九四件）で、全体では前年度より二〇九件増えている。

注目されるのは、看護師や助産師によるミスが七～九割占めたことである。

◆「ヒヤリ・ハット」を厚労省がネット上で公開◆

厚生労働省は二〇〇四年(平成十六)四月から、「ヒヤリ・ハット事例」の情報をデータベース化し、インターネット上での公開を始めている。

収載データは、厚労省が二〇〇一年(平成十三)十月以降、全国の大学病院や国立病院・療養所から集めた約六〇〇〇件の報告に基づいたものである。

リスクマネジメント

リスクマネジメントは、これまでは絵に描いた餅であったが、実際にそれが行なわれているかどうかということが問われるようになった。

二〇〇〇年(平成十二)七月より、全国の大学附属病院、国立循環器病センター、国立がんセンターなど八二施設の特定機能病院で新しい医療事故安全管理体制が開始された。

そして、翌二〇〇一年(平成十三)四月から、国立病院でも同じような体制がスタートした。さらに二〇〇二年(平成十四)十月からは、全国に九〇〇〇以上あるすべての病院と、全国に一万六〇〇〇ある有床の診療所を対象にし、医療安全管理体制が確立されていない場合には、医療報酬を減算するという新しい政策が導入された。

【国としての医療の安全対策はどのように進められていますか】

組織的・体系的な医療安全対策を促進する取組みとして
①ヒヤリ・ハット事例の分析に基づいた効果的な安全対策の実施
②医療事故事例情報の収集と分析体制の整備
③医療安全に関する教育研修の強化を取り上げ、今後の医療安全対策の方向性を探ること
としました。

一九九九（平成十一）年の患者取り違え手術事故を契機に、厚生労働省は、医療安全の確保を医療政策における最も重要な課題の一つと位置づけ、医療事故を未然に防止し、医療安全を確保するための取組みを積極的に行なってきました。

一九九九（平成十一）年　●医療事故防止関連マニュアルの作成及び周知の徹底。
二〇〇〇（平成十二）年　●特定機能病院における安全管理体制の整備の義務化。
●輸液ライン誤接続防止の基準など、医薬品・医療用具等に関連した基準等の整備。

二〇〇一（平成十三）年　●医療機関の管理者及び医療安全管理者に対する研修の実施。
●患者の安全を守るための医療関係者の共同行動の実施。
●医療安全対策ネットワーク整備事業。
●医療安全対策検討会議の設置。

【リスクマネジメントのシステムづくりを組織的に行なうには……】

最近、医療事故防止のためのリスクマネジメントが注目されています。しかし、リスクマネジメントの目的は、医療事故を起こした「犯人」を探すことではありません。真の事故原因を究明し、事故防止のシステムをつくり上げてこそ、初めて事故を減らすことができるのです。

リスクマネジメントのシステムづくりをするには、医師も含めた病院の組織全体が取り組まなければなりません。医師スタッフすべての協力を得るため、危ないところでミスや事故にならずに済んだというニアミス体験を記録した「インシデントレポート」（「ヒヤリ・ハット記録」とも呼ばれる）を、病院の最高管理責任者が全医療従事者を前にして、人事管理に使用しないことを宣言することです。

さらに、「懲罰の対象にしない」「人事考査に使用しない」と明言すれば、インシデントレポートは、もっと沢山提出されることでしょう。インシデントレポートを隠さずに、全部門に公表して、全員が情報を共有することも大切です。

日本大学医学部附属板橋病院では、二〇〇一年（平成十三）三月から『ヒヤリハット通信』という院内通信を毎月発行していますが、前の月に提出されたインシデントレポートの概数を掲載し、判読しがたい医師の指示書や誤解を招きやすい事例などを、事故防止の取り組みとともに具体的に紹介しています。

ヒヤリ・ハットを丸秘扱いしていないのが、この通信の特徴です。『ヒヤリハット通信』の下欄に「このヒヤリハット通信は職場の適切な場所に貼っていただき、次号が配布されたらマニュアルにファイルし、いつでも見られるようにしてください」と記載しているのです。

【事故の教訓をマニュアルに活かすには……】

得られた教訓は、医療事故防止のマニュアルとして活《い》かしたいものです。

ただ、マニュアルをつくるだけでは、リスクマネジメントを機能させることができません。

マニュアルは、必要最小限のものが簡潔に書かれ、その内容がスタッフ全員に理解されることが重要なのです。

分担してマニュアルを執筆すると、薬剤の使用説明書のように小さい字で詳細に書かれたマニュアルになりがちです。できれば、一部門について一ページぐらいにとどめ、基本的な事項を大きなゴシック体で簡潔に記載するといいでしょう。

自分たちの部署で「これだけは守ろう」と決めるのがマニュアルです。

もし、これに違反した場合には、大きな問題が発生してくるのです。その点では努力目標ではなく、必須事項を提示して毎年順次改訂してゆくべきでしょう。

最近では、ポケットマニュアルを作成して、常時携帯している病院も増加しています。これも順次改訂してゆく必要があり、差し替えができるタイプの手作りの形態で、大きな文字で簡潔な内容が表示されているものが望ましいのではないでしょうか。


【レポートの提出を促すには……】


多くの医療機関でかなりの数のインシデントレポートが集まってきています。

しかし、重大な結果が生じたというアクシデントレポートも含め、このようなインシデント・アクシデントレポートを、片手間で分析していた医療機関がほとんどでした。これでは現場にフィードバックできません。

医療事故を分析することが、事故防止対策の第一歩です。最近では、専任のリスクマネージャーを置く病院が増えてきました。

リスクマネージャーが中心となってインシデントケースをしっかりと分析して、事故防止のために有効なフィードバックができれば、情報が共有化されたことになります。

そのためにも、偽りのない正確なインシデントレポートが求められているのです。正確な報告書が提出されない原因には、「医療事故でどんな責任を問われるのか？」を、看護師を含めた医療スタッフが、よく理解していないこともあるでしょう。

私が調査したデータによると、八割以上の看護師が「重大な医療事故を起こしたら、免許を剥奪《はくだつ》される」と考えています。こんな誤った認識が、医療事故を水面下のものにしてきた要因の一つと言えるのではないでしょうか。

つまり、事故報告書を人物査定に用いられるのを恐れるのと同じように、事故を起こしたことで、免許の取り消しや重い罰を科せられることなどを恐れて、事実を報告しないからです。「インシデントレポートは、あくまでも事故防止のためにだけ用いる。記載者の秘密は守る」と公約すれば、正確なデータが集まるはずです。

◆医療事故報告制度が発足◆

患者が死亡したり、重症化する医療事故が発生した場合、医療機関は、発生日時や患者、担当医師のデータ、事故当時の状況などをまとめた報告書を作成し、同制度を運営する財団法人「日本医療機能評価機構」内に設置された医療事故防止センターに期限内に提出しなければならない。

センターに集められた報告書は、専門家チームが分析し、その結果は公表し、医療事故の再発防止に役立たせることになっている。

【重い医療事故の報告九四件、日本医療機能評価機構】

医療機関の質などを評価する財団法人「日本医療機能評価機構」(東京)は、同機構の認定病院などから報告を受けた医療事故は、二〇〇四年八月から二〇〇五年二月までに計九四件だったと発表しました。

報告は、認定病院を含む二三〇〇以上の医療機関を対象に求めました。九四件は患者が死亡したり、後遺症があったケースを含む重い医療事故。同機構はうち四二件の審査を現在までに終了し、二一件については何らかの改善を医療機関に求めた。残り二一件は、既に改善措置がとられるなどしていました。

同機構は改善をしないなど悪質な場合、認定書の返還を求めることもあるとしています。

診療記録と看護記録

自分たちの医療行為を正しく振り返り、その責任の所在をできるだけ明確にするには、客観的な記録を残す必要がある。医療訴訟や医療紛争に発展した場合、診療記録が重視されるからだ。

診療記録には、医師が作成した診療録や処方箋、指示票などがあるが、これらは継続性に欠けることが少なくない。そうしたことから、最近では、患者の経過票や看護記録も重視されるようになった。

医師法

「医師は、診療をしたときは、遅滞なく診療に関する事項を診療録に記載しなければならない」（第二四条一項）

歯科医師法

「歯科医師は、診療をしたときは、遅滞なく診療に関する事項を診療録に記載しなければならない」（第二三条一項）

保健師助産師看護師法

「助産師が分娩の介助をしたときは、助産に関する事項を遅滞なく助産録に記載しなければならない」（第四二条一項）」

【診療・看護記録には、正確さが求められるのはなぜでしょうか】

医療紛争や医療訴訟になると、診療録（カルテ）や看護記録が重視されます。事実認定の重要な証拠として、文書による証拠が重視されるからであり、目撃証言や伝聞証言よりも文書で証明するほうが確実だからです。

客観的で簡潔な記載を行なうには、事実を把握して記述する訓練が必要です。不正確な記載によって、無用の紛争が引き起こされるケースもあります。

また、事故の事実を記載しないような診療記録や看護記録は、決して病院に有利に働きません。患者の診療経過に影響を及ぼすような事故は、記載すべき重要な事実だからです。にもかかわらず、正確な記載がない場合、「病院にとって不利な事実だと、重要な事実でも診療記録に記載されないことがある」という心証を裁判官に抱かせることになるでしょう。それに、このようなことが繰り返されれば、診療・看護記録に対する社会的な信用さえ傷つけることになります。ただ、緊急事態が発生した場合、救急措置が優先されるのは、言うまでもないでしょう。その場合、診療記録や看護記録などの記載に誤りがある可能性も高くなるかもしれません。後日、誤りを訂正することになりますが、

①誰が
②何時
③どこを
④どのように

訂正したか、第三者がすぐに判別できるように訂正すべきです。重要な部分の文字が消されたり、切り取られたりしていると、証拠隠滅の疑いをかけられることになります。

このように医療文書は、患者の医療経過を証明する文書であるだけでなく、医療関係者の

正当性をも証明する文書なのです。

【看護記録には法的義務はないのでしょうか】

医師・歯科医師・助産婦については、記録の義務が法的に規定され、いずれも五年間の保存が義務づけられています。

ところが、看護記録については、その記載義務は明確な法的義務とされていません。ただ、医療法施行規則第二二条の三において、特定機能病院の施設基準として、看護記録の記載・保存義務が規定されています。つまり、すべての場合においての記載義務の規定があるわけではないのです。

しかし、法制化の動きも出ています。一九九八年（平成十）六月、「カルテ等の診療情報の活用に関する検討会」（厚生省）の報告書で、看護記録を含む診療記録の開示と法制化が提言されました。

また、日本看護協会は二〇〇〇年（平成十二）五月、看護記録の開示を推進するのを目的とした「看護記録の開示に関するガイドライン」を作成するなど、看護記録への評価は高まりつつあります。

【現状では記載義務のない看護記録でも医療訴訟の証拠になるのでしょうか】

もちろん、医療訴訟で証拠として採用されます。訴訟で証拠となる文書は、日記やメモ、あるいは公的に作成された文書まで様々な種類があります。

専門職が記載した記録として、看護記録を重視する裁判官は少なくありません。また、医師の診療録と比べると、看護記録は時系列的に記載されており、しかも難解な表現を使っていないので、非常に読みやすい。裁判官の心証づくりにも影響力を発揮することも十分考えられます。

逆に言うと、看護記録が不正確な場合、医療訴訟において、医療機関に決定的なダメージを与えかねないということです。

看護記録には、

①いつ（実施時刻〜看護水準、時効等）
②どこで（外来、手術室等）
③誰が
④何をしたか（作為）

⑤記録者名

――などを、正確・詳細・具体的・簡潔に記載することが大切です。

◆静岡県の大病院で統一電子カルテ導入へ◆

静岡県は二〇〇四年（平成十六）九月、県内の病院で使う電子カルテの様式を統一し、診療情報を共有できるネットワークづくりに取り組む方針を決めた。

この電子カルテの情報ネットワークづくりは、二〇〇六年度までに、四〇〇床以上の大規模病院二四施設での導入を目指している。

◆リストバンドのバーコードで患者を確認◆

兵庫県の病院では、二〇〇三年（平成十五）春からバーコード確認システムを導入した。点滴前に、リストバンドのバーコードで患者を確認し、ミスを確実になくそうというものである。患者の手首にはシリコン製のリストバンドが巻かれ、名前や生年月日、性別に加え、バーコードが印刷されている。

このバーコードを端末で読み込むと、画面に看護師名、患者名、薬剤名と量が表示される仕組みだ。導入以来、事故はなく、ニアミス事例も激減したというものである。

◆バーコードの推進で取り違え防止◆

厚生労働省は二〇〇四年（平成十六）九月十三日までに、約一万二〇〇〇品目あるとされる、すべての医療用医薬品に識別用のバーコードを段階的に導入する方針を固めた。品名や包装がよく似た医薬品を取り違えて患者に投与するミスを防ぐのが目的である。

◆「新臨床研修制度」◆

平成十六年度よりスタートしたのが「新臨床研修制度」で、国家試験に合格した若手医師が二年間、現場で研修する制度である。

旧制度では、研修先は出身の大学病院が大半で、カリキュラムもまちまちであったが、新制度では指定された臨床研修病院で、内科、外科など六つの診療科を、数カ月おきに回って基礎的な診療能力を総合的に高めるものである。

【「新臨床研修制度」にはどんな影響があるのでしょうか】

新臨床研修制度では指定病院で二年間研修することを義務付ける「新臨床研修制度」の導入に伴い、医師不足を理由に地方の病院などに派遣していた医師を引き揚げる大学病院が相次いでいます。そのため地方病院では極端な医師不足が問題となっています。

【独立行政法人化が大学病院に突きつけたものはなんでしょうか】

法人化は、四二の旧国立大病院を改革する最大の外圧でした。病院は自己責任で中長期の目標や予算を決め、公表することが求められています。

医療事故訴訟の損害賠償も病院が負う。問題を現場の裁量だけで解決してきた縦割り組織を変えなければ、質の向上と効率的な運営を両立できません。

◆医局制度廃止へ◆

青森の大学は二〇〇二年(平成十四)十二月に医局の廃止に踏み切った。新たに地域医療対策委員会を設け、一元的に医師派遣要請をとりまとめている。

別の国立大も二〇〇四年(平成十六)三月、派遣要請の窓口を医師会を交えた「地域医療支援機関」に一本化することを決めた。私立医大では、医局に任せてきた医師派遣人事を、教授らでつくる地域医療支援委員会で一本化する方針を固めた。

【医局を廃止する大学が相次いでいる理由はなんでしょうか】

これまでは医局の命令は絶対でした。地方の病院に派遣される医師が強制的に移動されていました。しかし、地方で深刻化する医師不足は、病院に医師を供給してきた大学にも、組織運営の見直しを迫っています。

各地で次々と発覚した医師名義貸しや寄付金問題でも、医局と地方病院との不明朗な関係が取りざたされ、大学も聖域視してきた医局制度にメスを入れざるを得なくなったようです。医療過疎地域では、自由契約で医師が赴任してくる数に限りがあり、「無医村」の問題が改めてクローズアップされてきています。

第六章

医療事故に遭《あ》ってしまったら

【患者は医療に対して、どう取り組んだら良いのでしょうか】

患者による積極的な医療参加が重要です。

日医総研調査によると、「病気は患者自身の問題であり、治療内容については患者自ら十分に説明を聞き、納得した上で治療を受けるべきだ」という意見に賛同する国民は七三・六パーセントに上り、病気は患者と医師が協力して治すものとの意識が広く受け入れられています。

一方、「医療は高度・専門化しており、患者は説明を聞いてもよく分からないので、医師に任せて医師の指示に従えばよい」との意見に賛同するものも一七・七パーセントあり、治療における患者自身の役割について両極の考えがあります。がんや糖尿病など現代の生活習慣に起因する慢性疾患の増加を背景に、患者側においても、医師等の説明を十分理解し、納得して医療従事者と共に治療に取り組んでいこうとする患者が増えつつあります。

【患者の心構えは……】

納得できる医療を受けるためには、患者と医療従事者が、対話と交流の中から互いに気付き合い、歩み寄ることで、よりよい関係を作ることが重要です。

新・医者にかかるための一〇箇条
①伝えたいことはメモして準備
②対話の始まりは挨拶から
③よりよい関係づくりはあなたにも責任が
④自覚症状と病歴はあなたの伝える大切な情報
⑤これからの見通しを聞きましょう
⑥その後の変化も伝える努力を
⑦大事なことはメモをとって確認
⑧納得できないときは何度でも質問を
⑨医療にも不確実なことや限界がある
⑩治療方法を決めるのはあなたです

（「新・医者にかかるための一〇箇条」厚生労働白書より）

【医療事故に対してはどんなメモを作成すればよいのでしょうか】

いかなる症状を発症、もしくは怪我で受診し、どんな治療・手術を受け、その後の経過はどうだったかを、日時を追って克明に記録しておくことです。

本人が無理な場合、家族や友人・知人が代行しても良いでしょう。メモ作成のポイントは次の通りです。

①受診するまでの状態
②受診時の診断結果および医師の説明内容
③事故・副作用・合併症などについての事前の説明の有無
④その後の治療内容（薬、注射、手術など）
⑤治療後の経過
⑥医療事故発生時の状況。医療事故発生後、病院側がとった処置

後で思わぬ証拠になることもあるので、どんな些細なことでもメモしておくことが大切です。これは紛争対策のためだけではなく、自分の病気と真正面に取り組むためにも必要です。

診断書（家族が亡くなった場合、死亡診断書）、レセプトの写し、診察券、保険証、投薬証明書（薬そのものや袋でも可）などを集めておくと良いでしょう。

【証拠保全とはどういうことでしょうか】

医療裁判では、診療を記録したカルテやレントゲン写真などが重要な証拠になります。それらを病院側が紛失（あるいは故意に廃棄することもある）したり、書き変えられてしまったのでは、医療ミスを証明することが難しくなります。そんなことのないように、証拠を確保することが大切なのです。

証拠を確保する裁判上の手続が、いわゆる「証拠保全」と呼ばれています。

将来の訴訟を前提とした行為ですが、証拠保全をしたからといって、必ずしも訴訟を起こす必要はありません。医師法によって、カルテの保存期間は五年と定められているので、それまでに確保するようにしています。

ところで、カルテの閲覧やコピーは、医師の判断に任されているので、患者やその家族が感情的な行動に走ると、カルテ等の改ざんや廃棄などの余計なトラブルを招きかねません。かえって患者側の不利になるような事態を生じさせることもあるので、早期に弁護士に依頼したほうが無難だと主張している弁護士もいます。

医療事故に遭《あ》ってしまったら

実際に医療事故に直面すると、被害者意識が強くなり、普段は冷静な人でも、とかく感情的になりがちである。病院側から事故の説明を受けるときに、喧嘩《けんか》腰になってしまうケースも多く見受けられる。

これでは、病院側から事実関係を十分に聞き出すことがないまま、話し合いが終わってしまうことになりかねません。解決が長引くばかりです。とにかく冷静かつ沈着に行動することが、何よりも大切である。

【医師の説明を聞くときの対応は……】

関係した医師から事故原因などの説明を受けるとき、カルテなどの資料を見せてもらったほうが理解しやすいでしょう。

ただ、カルテを見せるかどうかは医師の裁量にかかっているので、高圧的な態度で臨まないことが大切です。医師も、感情を持った人間です。あくまでも冷静かつ穏やかに申し入れたほうが得策でしょう。

一番重要なことは、医師から説明を受けているときに、メモをとっておくことです。あるいはお互いの了解によりレコーダーに録音することもできます。そうすれば「言った」「言わない」の争いはなくなります。

【説明時に医師から確認すべき事項には、なにがあるでしょうか】

事故に関して病院側から説明を受ける場合、次の点は非常に重要です。

①容態が悪化もしくは死亡するまでの与薬や処置はどうだったのか

②与薬や処置の内容と事故・副作用・合併症の関連はあるのか（事前の説明と異なっていた場合、その理由を聞く）

③事故発生時の状況と医師・看護師などは、どう対処したのか（事故直後の説明と異なっていた場合、その理由を聞く）

④（その時点で）事故の原因は何か

⑤（生存している場合）後遺症は残るのか、また治癒の可能性はあるのか

弁護士への依頼

医療訴訟になった場合、訴える側も、訴えられる側も、かなり専門的な知識が要求されま

る。多忙な弁護士にとって、医療訴訟ほど手間のかかる仕事はないだろう。

豊富な医学的知識を、限られた時間の中で吸収するのは大変な作業である。他の民事訴訟と比べてみると、患者側の勝訴率は、けっして高くはない。弁護士にとって、医療訴訟は「おいしい仕事」ではないとされている。

【どうやって弁護士を見つければよいのでしょうか】

医療事故を専門的に扱う弁護士を見つけるのは、そう簡単ではありません。もちろん、各地の弁護士会や無料法律相談所などで紹介してくれるでしょうが、医療事故を専門とする弁護士グループや研究会に直接連絡できるインターネット情報もあります。

【弁護士費用はどれくらいかかるのでしょうか】

もし相談するだけなら、かなり安い費用で済みます。日本弁護士連合会の弁護士報酬規程によると、初回の法律相談費用は三〇分で五〇〇〇円から一万円です。

このときに訴訟などの法的手続を利用する場合の費用も尋ねるとよいでしょう。証拠保全する場合に必要なのは、弁護士への手数料、謄写《とうしゃ》料（長期間の場合には、かなり高額になります）、写真代、印紙代などです。これも最初の相談のときに確認が必要です。

さて、弁護士が決まり、医療訴訟に踏み切りました。その場合、どんな費用がかかるのかというと、着手金、報酬金、実費、日当、報酬金などです。

着手金——訴訟提起に先立ち支払う
実費——収入印紙代・郵便切手代・謄写料、交通通信費、宿泊料、鑑定費用など
　事件の依頼時に概算額で預かるか、あるいは支出の都度支払う
日当——弁護士がその仕事にために遠方に出張しなければならない場合に支払う
報酬金——事件が終了した時に成功の程度に応じて支払う

着手金（事案の難易度により異なる原則として返還されない）と報酬金（一〇〜二〇パーセント）ですが、事件の内容により三〇パーセントの範囲内で増減額することができます。示談で解決した場合、訴訟の場合より減額されるのが一般的です。なお、経済的に余裕がない場合、着手金を分割払いにすることも可能です。

【法律扶助制度とはどんな制度でしょうか】

憲法三二条は、国民が裁判を受ける権利を保障しています。ところが、裁判を起こすための訴訟費用や弁護士費用が支払えなければ、その権利を行使できません。法律扶助制度は、弁護士による援助や、裁判のための費用を援助する制度です。

この制度をうまく運用するため、日弁連によって一九五二年(昭和二十七)に財団法人法律扶助協会が設立されました。民事法律扶助法案が二〇〇〇年(平成十二)四月に成立したことで、同協会への国からの補助金も増えたようです。

同協会の本部は、弁護士会館内にあり、全国の弁護士会に五〇支部があります。

ちなみに、同協会では、法律扶助事業(民事法律扶助)の他、無料法律相談事業などの他、刑事被疑者弁護援助・少年保護事件付添扶助・中国残留孤児国籍取得支援活動・難民法律援助などを行なっています。

【扶助の手続き方法は……】

裁判援助を受けようとする人は、全国にある法律扶助協会の支部に申し込んでみます。

各支部では、担当の弁護士が申込事件の概要をまとめ、審査委員会にはかって扶助するかどうかを決定することになります。

ちなみに、扶助を受ける条件ですが、

①生活保護法で定める要保護者

②訴訟のための出費によって生活を脅かされるおそれのある生計困難者

③②に準じるもの

という基準が国庫補助の要件として定められています。

【患者側に立つ医師はいるのでしょうか】

最近では、臨床の各科の学会でも医療事故の問題を真面目に取り組んでいます。そういう点では裁判所も個々に鑑定人を捜すのではなく、現実には各学会で推薦してきた鑑定人に判断してもらうというシステムもできつつあります。

患者側に立つかどうかではなく、医療の内容が適切であったかどうかを判定するということで、第三者的機関として医療内容をチェックするという仕組みが定着してきました。疑われている現象は病気が原因なのか、どこかに明らかなミスがあるのか、それとも灰色なのかということを第三者の立場で判断してくれるシステムが確立しつつあるというように見ていけば良いのではないかと思われます。

医療関連の珍しい判決

生後三カ月男児の気管切開術後に、ジャクソンリース回路と気管切開チューブを接続したところ、回路が閉塞して男児が死亡した事件があった。地裁判決は、企業二社の（PL法による）製造物責任および病院・医師の注意義務をどのように判断したのであろうか。

◆気管切開術後に事故◆

男児は平成十二年十二月に体重一六四五グラムで出生、呼吸障害がみられたため、都立病院に入院し、気管内挿管による人工呼吸療法を受けていたが、平成十三年三月に気管切開術を施行された。

B医師は、気管切開術後に男児を病棟に帰室させるために、男児の気管切開部に装着されたT社輸入販売の気管切開チューブに、A社製造販売のジャクソンリース小児用麻酔回路を接続して用手換気を行なおうとした。ところが、本件ジャクソンリースは新鮮ガス供給パイプが患者側接続部に向かってTピースの内部で長く突出したタイプであり、気管切開チュープは接続部の内径が狭い横造になっていたため、新鮮ガス供給パイプの先端が気管切開チューブの接続部にはまり込んで密着し回路の閉塞をきたした。このため、男児は換気不全によって気胸を発症し、一一日後に多臓器不全によって死亡した。

この事件の後、男児の両親がジャクソンリース回路、気管切開チューブを製造販売した企業二社と都立病院に対して約八二〇三万円請求の損害賠償請求訴訟を提起した。

【企業の責任は認められたのですか】

二〇〇三年（平成十五）三月、地裁判決は以下の理由で企業二社の製造物黄任を認めました。

ジャクソンリースのように長い新鮮ガス供給パイプが付いている設計の製品は、国内で販売されている小児用ジャクソンリース回路一六種類のうち五種類のみであるが、そのような構造をしているのは死腔を減少させるためであり、その構造自体には合理的な理由があり、「本件ジャクソンリースに設計上の欠腑があったとはいいがたい」、と設計上の欠陥は否定しました。

しかし、本件ジャクソンリースは、医療現場において他社製の呼吸補助用品と組み合わせて使用されていた実態があり、「被告A社としてもそのような実態を認識していたうえに、そのような組合せ使用がなされた場合、他社製品の中には、本件気管切開チューブのように、その接続部の内壁に新鮮ガス供給パイプの先端がはまり込み、呼吸回路に閉塞が生じる危険があるものが存在していたことからすると、被告A社とすれば、本件ジャクソンリースを製造販売するに当たり、使用者に対し、気管切開チューブ等の呼吸補助用具との接続箇所に閉塞が起きる組合せがあることを明示し、そのような組合せで本件ジャクソンリースを使用しないよう指示・警告を発する等の措置を採らない限り、指示・警告上の欠陥がある」。

そして、平成九年五月に本件ジャクソンリースを、T社販売の接続部内径を細くしてある人工鼻に接続したところ、新鮮ガス供給パイプの先端が人工鼻の内壁にはまり込み回路が閉塞して換気不全に陥った事故二件（国立E大二症例）が報告された後、ジャクソンリース外箱の蓋に「注意　人工鼻等と併用する場合は、当社製品をご使用下さい。他社製人工鼻等には、まれに十分な換気がおこなえないものがあります。接続に不具合が生じるものがあります」という注意書が貼られましたが、この注意書は「換気不全が起こりうる組合せにつき、『他社製人工鼻等』と概括的な記載がなされているのみでそこに本件気管切開チューブが含まれるのか判然としないうえ、換気不全のメカニズムについての記載がないために医療従事者が個々の呼吸補助用具ごとに回路閉塞のおそれを判断することも困難なものであって、組合せ使用時の回路閉塞の危険を告知する指示・警告としては不十分である」と述べて、指示・警告上の欠陥があり、被告A社は原告らに対し製造物責任を負う、としました。

また、気管切開チューブに対しても、設計上の欠陥を認めるのは困難としましたが、「本件ジャクソンリースと接続した場合に回路の閉塞を起こす危険があったにもかかわらず、そのような組合せ使用をしないよう指示・警告しなかったばかりか、かえって、使用説明書に『標準型換気装置および麻酔装置に直接接続できる』と明記し、小児用麻酔器具である本件ジャクソンリースとの接続も安全であるかのごとき誤解を与える表示をして」おり、T社の指示・警告上の欠陥を認めました。

【以前の同様な事故との関連は……】

平成四年一月に麻酔関係の医学雑誌で報告された換気不全症例、平成九年春ころに発生した国立E大二症例、平成九年九月ころに起きた換気不全事故、平成十年六月ころに起きた換気不全事故をあげ、「いずれも長い新鮮ガス供給パイプが付いているタイプのジャクソンリース回路と死腔を減らすために接続部内径を狭くした呼吸補助用具とを組み合わせて使用した場合に新鮮ガス供給パイプの先端が呼吸補助用具の接続部の内壁にはまり込んで閉塞が生じるといった本件事故と同一のメカニズムによって発生した事故」で、「各症例における呼吸補助用具は、いずれも被告T社製であって」、しかも、被告T社が、本件ジャクソンリースと本件人工鼻との回路閉塞事故である国立E大二症例につき、平成九年九月三十日ころに報告を受けていたことからすれば、T社とすれば、その報告を受けた際に、当該症例で接続不具合が判明した本件人工鼻のみならず、それと同様に死腔を減らすという設計意図に基づき、接続部内径を狭くした本件気管切開チューブについても本件ジャクソンリースと接続して使用した場合に、国立E大二症例と同一メカニズムによる事故が起こりうることを認識しえたと考えられます。

したがって、「組合せ使用における接続不具合を確認する検査を実施するなどしたうえで、回路閉塞が生じる危険を察知して、本件気管切開チューブと長い新鮮ガス供給パイプを持つジャクソンリース回路とを組み合わせて使用しないよう具体的に警告を発することは、被告T社にとって不可能ではなかった」と認定しました。

また、国立E大二症例の「人工鼻と本件気管切開チューブは死腔を減らすという同一の設計意図に基づき接続部内径を狭くした自社（T社）製品であって、国立E大二症例で換気不全が起きたメカニズムを理解すればそこから同じ設計意図を持った自社製品に類推することは困難とはいえない」と認定しました。

【病院・医師の責任はどうなったのですか】

地裁判決はおよそ次のように医師の注意義務を述べました。

医師は「少なくとも、各器具の構造上の特徴、機能、使用上の注意等の基本的部分を理解したうえで呼吸回路を構成する各器具を選択し、相互に接続された状態でその本来の目的に沿って安全に機能するかどうかを事前に点検すべき注意義務を負う」。

本件ジャクソンリースと本件気管切開チューブは、いずれもＪＩＳ規格に適合し、かつ、厚生省の承認を得ていますが、ＪＩＳ規格は単に相互接続性を確保するという限度で規格を定めているにすぎず、接続時の安全性までも保障する趣旨のものではないのです。

また、厚生省の承認は個々の医療器具に対し個別にその機能を評価して行なうものであって、必ずしも組合せ使用時の安全性を念頭に置いてなされるものとは限らないので、これらの医療器具が規格に合致していることや厚生省の承認があったからといって、接続時の安全性が推定されるとか、接続不具合による事故発生を予見する可能性がなくなるというものではない、と認定しました。

そして、「たとえ医師が本件事故発生前に被告企業二社と厚生省から本件と類似の接続不具合事故に関する安全情報を受けていなかったからといって、各医療器具の接続時の安全性が保障されていない以上、直ちに本件事故を予見できないということにはならない」としました。

「本件患児に人工換気を行おうとしたB医師が、死腔を減らすために接続部内径が狭くなっているという本件気管切開チューブの構造上の基本的特徴及び死腔を減らすために新鮮ガス供給パイプが患者側接続部に向かって長く伸びているという本件ジャクソンリースの構造上の基本的特徴を理解し認識していれば、両器具を接続した場合に、上記新鮮ガス供給パイプの先端が上記接続部の内壁にはまり込んで呼吸回路の閉塞をきたし本件事故が発生することを予見できた」と予見可能性を述べ、

「医師は、人間の生命身体に直接影響する医療行為を行なう専門家であり、その生命身体を委ねる患者の立場からすれば、医師にこの程度の知識や認識を求めることは当然と考えられるのであって、法的な観点からもそれを要求することが理不尽であり、医師に不可能を強いるものとは考えられない」としました。

【結果回避性はどうですか】

判決では、「気管切開チューブを呼吸回路に接続した場合の接続不具合を点検する方法についてては、医学専門書に記載がなく、一般に存在しないから、結果回避可能性がない」という病院の主張を、「本件ジャクソンリースと本件気管切開チューブとを実際に接続させ、回路を通じて自分で呼吸し異常な吸気、呼気の抵抗がないことを確かめるという方法により、その接続時の機能の安全性を確認しておくことは可能であった」と述べ、気管切開チューブが使い捨て製品である点は、複数用意した同一の製品を開封し、「接続不具合の検査をしたうえで廃棄すれば事足りる」としました。

また、本件ジャクソンリースは無色透明なプラスチック製のTピースであったので、医師が「本件ジャクソンリースと本件気管切開チューブの構造上の特徴を認識していれば、接続部における回路閉塞のおそれを抱いて接続部を注視するだけで、新鮮ガス供給パイプの先端が本件気管切開チューブの接続部の内壁にはまり込んでいることを発見でき、その段階で上記組合せ使用を回避することも可能であった」と指摘しました。

そして、「被告病院の内部で、B医師以外の者によって既に安全性確認がなされていた場合や、A社及びT社がジャクソンリースと気管切開チューブの接続に関する安全性を確認して明示的に医療機関に報告しているような場合はともかく、本件ではこのような事情がない以上、当該医療器具を実際に使用する医師であるB医師が安全性を自ら確認するほかない」とし、B医師は、「両器具が相互に接続された状態でその本来の目的に沿って安全に機能するかどうかを事前に点検すべき注意義務に違反した」と医師の責任を認めました。

【損害賠償額は……】

結局、地裁判決は、企業二社と病院に連帯して五〇六二万余円を支払うよう命じました。

この判決を不服として企業二社・病院は東京高裁に控訴していたが、平成十六年二月に約五三〇〇万円（病院が約二一〇〇万円、企業二社がそれぞれ約一六〇〇万円）を支払うことで和解が成立しました。

この事故の発覚後、今回の事故以前の平成十二年八月にも同一都立病院で同様のジャクソンリース回路閉塞事故が発生し、生後一〇月の男児が死亡していたことが明らかになったのです。この男児の家族も企業二社と病院に対して約八二〇〇万円の支払いを求める損害賠償請求訴訟を提起していましたが、本件和解成立後に、この事件も約五三〇〇万円を企業・病院が支払うことで和解が成立しました。

【刑事責任は……】

これら二件の死亡事故に対して、平成十五年九月、警視庁捜査一課と警察署は、A社役員二名、T社部長ら二名、医師三名、看護師二名を業務上過失致死容疑で東京地検に書類送検したが、平成十七年三月に不起訴となりました。

【製造物責任を争った裁判は……】

検索した範囲では医療材料・医療器具の製造物責任を争った民事訴訟はこの訴訟以外に三件四判決がありました。

事例1　上腕骨骨折の固定プレートの破損（平成十二年十一月）。

患者が術後の医師の療養指示に従わなかったことがプレート破損の原因と認定して、医師の責任とプレートの欠陥を否定して損害賠償は認めなかった。

事例2　脳動静脈血管奇形のカテーテル閉塞術中カテーテルが破裂し脳梗塞発症（平成九年十二月）

カテーテルの操作や、塞栓物質を注入する加圧操作には医師の過失は認められないとし、そのうえで塞栓物質注入時にカテーテルが破裂したのは、カテーテルが「術者が経験上体得した通常予想される使用形態を越えて、あえて過剰な加圧でもしない限り、破損しないような強度を備えていなかった」からだと推認して、カテーテルの欠陥を認めました。そして、カテーテルの輸入・販売会社に対して約一億一六二九万円の損害賠償金の支払いを命じました（請求は約一億五八三四万円）。

例3　人工心肺装置使用心臓手術中、送血ポンプのチューブに亀裂が生じ、混入空気により脳梗塞発症（**平成七年七月**）。

一審では、送血ポンプの構造上の問題を認め、その改良を行なわなかった点で人工心肺装置製造企業の注意義務違反を認めたが、臨床工学技士（病院）の装置の操作には過失はないとした。しかし、二審では、企業の責任を認める一方で、臨床工学技士に異常を早期に発見する機器監視義務に違反があり、また、交換用チューブを用意しておくべきであったとし、病院側の責任も認めて両者に約一億二六四五万円の損害賠償支払いを命じて確定した。

【高額な損害賠償額の内訳は……】

高裁判決では次のように述べています。

一審原告の損害について

（一）入院慰謝料

ア　一審原告は、平成七年七月十二日から平成八年九月まで（約一五カ月）、本件事故の後遺症のため病院に入院し、同年十月から、リハビリテーションセンター内の重度障害者更生援護施設に入所し、集団生活をしていること、病院退院後も病院には数回通院していること、リハビリテーションセンター病院にも年三回程度通院していることを認めることができる。

イ　一審原告の損害中、入院慰謝料については三〇八万円と認めるのが相当である。

（二）入院中の諸雑費

入院における諸雑費は、一日当たり一三〇〇円と認めるのが相当である。そうすると、その額は五七万九八〇〇円（一三〇〇円×四四六日）となる。

（三）後遺障害による逸失利益

ア　次の事実が認められる。

（ア）一審原告は、昭和五十年八月二十四日生まれの男子で、高校中退後、電気関係の仕事に二年ほど勤務し、平成六年九月一日から平成七年七月八日まで、株式会社で週五日勤め、一カ月当たり約一三万円の給与を受けていた。

（イ）一審原告は、本件事故前の平成七年六月三十日に、右室流出路狭窄症による心臓機能障害により四級の認定を受け、身体障害者手帳の交付を受けていた。

（ウ）一審原告は、本件事故により、平成八年八月二十日、病院の医師により、脳梗塞による言語障害と右手運動障害がある旨の診断を受け、また、重度の知能障害があり、知能指数は三三、記憶力が著しく低く、見当識障害もあり、簡単な計算はできるものの数概念が未熟であり、労働能力はほとんど期待できず、日常生活状況については、食事は一人でできると診断され、また、用便、入浴は援助があればできる程度とされ、簡単な買い物もできず、刃物や火等の危険や戸外での交通事故等の危険についても判断ができないと診断された。

（エ）一審原告は、平成八年十月から施設に入所、要する費用は月額三万円。

イ　認定事実によれば、一審原告の本件事故による後遺障害は、平成八年十月には固定したものと認めるのが相当であり、その後遺症の障害等級（一級）に照らして、一審原告の労働能力喪失率は一〇〇%と認めるのが相当である。

そして、一審原告は、本件事故がなければ、心臓病も治癒し、就労することができ、症状が固定した平成八年十月（当時の一審原告の年齢は二一歳）から六七歳に達するまで、平成八年賃金センサス産業計・男子労働者・中卒の全年齢平均年収である五〇一万四三〇〇円程度の収入を得ることができたものと認められる。

この収入を基礎収入として、一審原告は本件事故時には一九歳一一カ月であったから、事故時年齢を二〇歳とし、ライプニッツ方式により中間利息を控除すると、逸失利益の額は、次の計算式のとおり八五三八万七〇一〇円となる。

（計算式）

五〇一万四三〇〇円×（一七・九八一〇〈事故時からの就労可能期間のライプニッツ係数〉－〇・九五二三〈事故時から症状固定時までのライプニッツ係数〉）＝八五三八万七〇一〇円（一円未満切り捨て）

(四)　後遺障害による慰謝料

(三)ア（ウ）で認定した一審原告の後遺障害の程度、内容等、本件に顕れた諸般の事情を考慮すると、本件事故による後遺障害慰謝料は、二六〇〇万円と認めるのが相当。

（五）介護費

認定した事実によれば、一審原告は、現在施設に入所して介護を受けているが、生涯にわたって介護が必要な状態であること、施設に支払う費用は介護費を含め月額合計三万円であることが認められ、これらの事実によれば、一審原告が、将来、施設又はそれに準じた介護施設以外の場所で自立して生活することが当面予定されていないことが認められる。

そうすると、一審被告の将来における介護費については、現在の実額であると認められる施設の費用である月額三万円を基礎とするのが相当であり、本件事故時二〇歳、症状固定時二一歳、平均寿命七七歳として計算とすると、その額は次の計算式のとおり六四一万〇九五二円となる。

（計算式）

三万円×一二カ月×（一八・七六〇五－〇・九五二三）＝六四一万九五二円

（六）弁護士費用

本件事案の内容、認容額（上記合計額は一億二一四五万七七六二円）、その他、本件訴訟の経緯、現実の弁護士支払までの中間利息の控除等の事情を考慮すると、本件事故と因果関係のある損害と認めることのできる弁護士費用は五〇〇万円と認めるのが相当である。

（七）以上によれば、一審原告の損害額の合計は、一億二六四五万七七六二円であると認められる。

七　結論

以上によれば、被控訴人の本件請求は、一審被告市と一審被告会社に対して、連帯して一億二六四五万七七六二円とこれに対する平成七年七月十二日から支払済みに至るまで民事法定利率年五分の金員の連帯支払を求める限度で理由があるから、原判決中、一審被告会社に対する請求を上記の限度で認容した部分は正当であり、一審の市に対する請求を全部棄却した部分は上記の限度で失当である。

よって、一審原告の本件控訴に基づき、原判決を上記のとおり変更することとし、一審被告会社本件控訴は理由がないから棄却することとして、主文のとおり判決する。

★読者のみなさまにお願い

この本をお読みになって、どんな感想をお持ちでしょうか。次ページの「100字書評」（原稿用紙）にご記入のうえ、ページを切りとり、左記編集部までお送りいただけたらありがたく存じます。今後の企画の参考にさせていただきます。また、電子メールでも結構です。

お寄せいただいた「100字書評」は、ご了解のうえ新聞・雑誌などを通じて紹介させていただくこともあります。採用の場合は、特製図書カードを差しあげます。

なお、ご記入のお名前、ご住所、ご連絡先等は、書評紹介の事前了解、謝礼のお届け以外の目的で利用することはありません。また、それらの情報を六カ月を超えて保管することもありません。

〒一〇一―八七〇一　東京都千代田区神田神保町三―六―五　九段尚学ビル
祥伝社　書籍出版部　祥伝社新書編集部
電話〇三（三二六五）二三一〇　E-Mail : shinsho@shodensha.co.jp

★本書の購入動機（新聞名か雑誌名、あるいは○をつけてください）

＿＿＿＿ 新聞の広告を見て	＿＿＿＿ 誌の広告を見て	＿＿＿＿ 新聞の書評を見て	＿＿＿＿ 誌の書評を見て	書店で見かけて	知人のすすめで

★100字書評……医療事故

なまえ

住所

年齢

職業

押田茂實　おしだ・しげみ

1942年、埼玉県生まれ。東北大学医学部卒業後、同大学医学部法医学教室助教授を経て、85年より日本大学医学部法医学教室教授。さまざまな医療事故、医療紛争を法医学の立場から解析、その真相究明と予防対策に当たる。司法解剖から薬毒物分析、DNA鑑定まで、第一人者として活躍。医師、看護師等を対象にした講演は年間100回に及ぶ。主著に『実例に学ぶ医療事故』『死人に口あり』など。

医療事故《いりょうじこ》 **知**《し》**っておきたい実情**《じつじょう》**と問題点**《もんだいてん》

押田茂實《おしだしげみ》

2005年5月5日　初版第1刷
2008年2月25日　第3刷

発行者……………深澤健一
発行所……………祥伝社しょうでんしゃ
〒101-8701　東京都千代田区神田神保町3-6-5
電話　03(3265)2081(販売部)
電話　03(3265)2310(編集部)
電話　03(3265)3622(業務部)
ホームページ　http://www.shodensha.co.jp/

装丁者……………盛川和洋　イラスト……………武田史子
印刷所……………萩原印刷
製本所……………ナショナル製本

造本には十分注意しておりますが、万一、落丁、乱丁などの不良品がありましたら、「業務部」あてにお送りください。送料小社負担にてお取り替えいたします。

Printed in Japan ISBN4-396-11006-5 C0232

〈祥伝社新書〉好評既刊

- 001 抗癌剤 知らずに亡くなる年間30万人 平岩正樹
- 002 模倣される日本 映画、アニメから料理、ファッションまで 浜野保樹
- 003 「震度7」を生き抜く 被災地医師が得た教訓 田村康二
- 008 サバイバルとしての金融 株価とは何か・企業買収は悪いことか 岩崎日出俊
- 010 水族館の通《つう》になる 年間3千万人を魅了する楽園の謎 中村 元
- 024 仏像はここを見る 鑑賞なるほど基礎知識 瓜生《うりゅう》 中《なか》
- 028 名僧百言 智慧を浴びる 百瀬明治
- 029 温泉教授の湯治力 日本人が育《はぐく》んできた驚異の健康法 松田忠徳
- 035 神さまと神社 日本人なら知っておきたい八百万《やおよろず》の世界 井上宏生
- 039 前立腺 男なら覚悟したい病気 平岡保紀
- 042 高校生が感動した「論語」 佐久 協《やすし》
- 043 日本の名列車 竹島紀元《としもと》
- 044 組織行動の「まずい!!」学 どうして失敗が繰り返されるのか 樋口晴彦
- 052 人は「感情」から老化する 前頭葉の若さを保つ習慣術 和田秀樹
- 062 ダ・ヴィンチの謎 ニュートンの奇跡 「神の原理」はいかに解明されてきたか 三田誠広
- 063 図解 1万円の世界地図 日本の格差、世界の格差 佐藤 拓
- 065 ビジネスマンが泣いた「唐《とう》詩《し》」一〇〇選 佐久 協《やすし》
- 066 世界金融経済の「支配者」 その七つの謎 東谷 暁《さとし》
- 072 がんは8割防げる 岡田正彦
- 074 間《ま》の取れる人 間抜けな人 人づき合いが楽になる 森田雄三
- 076 早朝坐禅 凜《りん》とした生活のすすめ 山折哲雄
- 077 「お墓」の心配無用 手元《てもと》供養のすすめ 山崎譲二
- 078 ダサいオヤジは「暴力的存在」である 松尾智子
- 079 「まずい!!」学 組織はこうしてウソをつく 樋口晴彦
- 081 手塚治虫「戦争漫画」傑作選
- 082 頭がいい上司の話し方 樋口裕一
- 083 へんな言葉の通《つう》になる 豊かな日本語、オノマトペの世界 得猪外明《とくいそとあき》
- 085 最新データで読み解く お天気ジンクス 村山貢司
- 086 雨宮処凛《かりん》の「オールニートニッポン」
- 087 手塚治虫「戦争漫画」傑作選Ⅱ
- 088 司法通訳だけが知っている 日本の中国人社会 森田靖郎
- 089 愛しの蒸気機関車 竹島紀元《としもと》
- 090 父から子へ伝える 名ロック100 立川直樹
- 091 思わず使ってしまう おバカな日本語 深澤真紀
- 092 どうする東アジア 聖徳太子に学ぶ外交 豊田有恒
- 093 手塚治虫傑作選 「瀕死《ひんし》の地球を救え」
- 094 朗読してみたい 中国古典の名文 渡辺精一
- 095 デッドライン仕事術 すべての仕事に「締切日」を入れよ 吉越《よしこし》浩一郎
- 096 日本一愉快な 国語授業 佐久 協《やすし》
- 097 あの哲学者にでも聞いてみるか ニートや自殺は悪いことなのか 鷲田小彌太
- 098 滝田ゆう傑作選「もう一度、昭和」

以下、続刊